AF547426

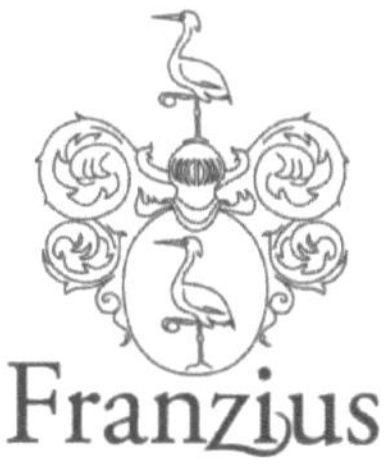
Franzius

FABRIZIO P. CALDERARO

DAS HANDBUCH DER KETOGENEN ERNÄHRUNG

Ratgeber

Ein Buch aus dem FRANZIUS VERLAG

Buchumschlag: Jacqueline Spieweg
Bildlizenz: Panthermedia
Korrektorat/Lektorat: Petra Liermann
Verantwortlich für den Text in Inhalt und
Form ist der Autor Fabrizio Piero Calderaro

Satz, Herstellung und Verlag: Franzius Verlag GmbH
Druck und Bindung: BoD, Norderstedt

ISBN 978-3-96050-071-1

2. Auflage

Die Deutsche Nationalbibliothek verzeichnet diese Publikation in der Deutschen Nationalbibliografie; detaillierte bibliografische Daten sind im Internet über http://dnb.dnb.de abrufbar.

INHALT

Rechtlicher Hinweis

Dieses Buch führt keine Diagnosen, Therapien, Behandlungen im medizinischen Sinne durch und es wird auch keine sonstige Heilkunde im gesetzlichen Sinne ausgeübt.

Das Buch ersetzt keine ärztlichen oder heilpraktischen Behandlungen. Für medizinischen Rat konsultieren Sie bitte einen qualifizierten Arzt.

Die Verantwortung für Ihre medizinische Versorgung liegt allein bei Ihnen.

Befinden Sie sich in psychotherapeutischer oder ärztlicher Begleitung oder nehmen Medikamente, so ist ein klärendes Gespräch mit Ihrem Arzt vor Anwendung der in diesem Buch geschilderten Maßnahmen nötig.

Es werden keine Heilversprechungen abgegeben.

Der Verlag und der Autor haften für keine nachteiligen Auswirkungen, die in einem direkten oder indirekten Zusammenhang mit den Informationen stehen, die in diesem Buch enthalten sind.

1. Kapitel

Die Bedeutung der Ketose und des ketogenen Stoffwechsels

Als Ketose bezeichnet man in der Human- und Veterinärmedizin einen Stoffwechselzustand, bei dem ein Anstieg der Konzentration von Ketonkörpern, genauer gesagt Acetoacetat, 3-Hydroxybutyrat und Aceton, in Blut und Extrazellularraum über die Normwerte festzustellen ist. Dieser Zustand ist ein absolut physiologischer Vorgang und darf nicht – wie etwa im Falle einer Diabetes-Erkrankung – als pathologischer Vorgang verstanden werden. Ernährt man sich nun ketogen, so können die oben aufgezählten Ketonkörper die Glucose als primäre Energiequelle des Organismus ablösen.

Ursache einer Ketose ist entweder ein länger andauernder Hungerzustand, etwa beim Fasten, oder eine länger anhaltende niedrige Zufuhr von Kohlenhydraten von weniger als 50 Gramm pro Tag beim erwachsenen Menschen. Hierbei kommt es unter Glucagoneinfluss zur Deckung des benötigten Energiebedarfs zu einem intensiven Abbau von Fettsäuren zu Ketonkörpern in der Leber als Alternative zur Bereitstellung von Glucose aus dem Abbau von Kohlenhydraten.

Als Ketonkörper bezeichnet man die drei Moleküle Acetoacetat (AcAc), Beta-Hydroxybutyrat (Beta-OH-B) und Aceton (Laffel 1999, S. 1).

Dabei handelt es sich bei Acetoacetat und Beta-Hydroxybutyrat um signifikante, energiereiche Verbindungen, die durchaus auch unter physiologischen Bedingungen entstehen können und unter bestimmten Voraussetzungen in einem beträchtlichen Ausmaß zur Energieversorgung des Organismus beitragen können.

Der kleinste Ketonkörper Aceton entsteht durch eine spontane Decarboxylierung von Acetoacetat. Als Decarboxylierung bezeichnet man eine chemische Reaktion, bei der aus einem Molekül ein Kohlenstoffdioxid-Molekül abgespalten wird. Durch Erhitzen oder durch enzymatische Katalyse kann eine Decarboxylierung besonders leicht bei Carbonsäuren (bevorzugt Beta-Ketosäuren oder Malonsäuren) erfolgen.

Ketonkörper werden von allen Geweben, aber insbesondere von der Muskulatur und unserem Gehirn als Energielieferant verwendet. Ketonkörper sind in der Lage, problemlos die Blut-Hirn-Schranke zu überwinden. Ein Restbedarf an Kohlenhydraten, zum Beispiel für die Synthese von Sekreten wie etwa dem Speichel, kann durch die Gluconeogenese aus Aminosäuren und dem Glycerin der Fette gedeckt werden – doch mehr dazu im Verlauf des Buches.

Somit ist die ketogene Ernährung eine individuell berechnete, streng bilanzierte, sehr fettreiche und an Kohlenhydraten sehr stark reduzierte Form der Ernährung mit einem ausreichenden Eiweiß- und Energiegehalt. Sieht man diese Ernährungsform als eine Diät, so handelt es sich hierbei um eine Restriktion, bei der man eben nicht abends hungernd zu Bett gehen muss.

Die ketogene Ernährung muss nicht zwingend als Diät verstanden werden. Für mich persönlich ist sie eine Lebenseinstellung, der ich mich immer wieder neu zuwenden kann, um aus den Fängen des Kohlenhydratstoffwechsels zu entfliehen.

Die Ursprünge der ketoadaptierten Ernährung reichen tatsächlich weit zurück. Das Wissen, dass Fasten zum Sistieren epileptischer Krampfanfälle führt, reicht zurück bis in die Antike. In der Bibel (im Neuen Testament) wird im Evangelium nach Markus von der Heilung eines epileptischen Kindes berichtet: »Da sagte Jesus: Nur durch Gebet und Fasten kann man solche Geister austreiben.«

(Mk 9, 14-29; Gute Nachricht Bibel 1990, Neues Testament, S. 51)

Die ketogene Ernährung wurde in den 20er Jahren des 20. Jahrhunderts zur Behandlung von Epilepsie entwickelt, durch den Fortschritt der antikonvulsiven Pharmakotherapie sowie den chirurgischen Möglichkeiten zur Behandlung von Epilepsie geriet sie jedoch in Vergessenheit. Nicht zuletzt durch Atkins erlebt die ketogene Diät in den letzten Jahren eine Renaissance als effektive therapeutische Option zur Behandlung diverser Erkrankungen und zur Behandlung der Zivilisationskrankheit Nummer 1, dem Übergewicht, in den industrialisierten Ländern.

Die Ketogenese, also die Bildung von Ketonkörper in der Leber des menschlichen Organismus, stellt einen äußerst wichtigen Stoffwechselweg für die Energieversorgung dar. Ohne diese essenzielle Energieversorgung wäre ein Überleben von Hungerperioden in der Evolution der Menschheit niemals möglich gewesen. Ist unser Organismus über längere Zeit auf seine endogenen Energiereserven angewiesen, so ermöglicht eben die Ketogenese der Leber die Versorgung extrahepatischer Organe – und letztlich führt dies zu einem Abbau von Fettsäuren aus den körpereigenen Fettdepots.

Interessant ist die Tatsache, dass Ketonkörper während einer Kohlenhydratrestriktion bereits nach der ersten Nacht zwei bis sechs Prozent des Energiebedarfs des menschlichen Organismus decken. Dieser Anteil wächst nach drei Tagen auf 30 Prozent bis 40 Prozent (Laffel L. 1999, Seite 2).

Zu Beginn der Ketose werden die Ketonkörper bevorzugt von der Herz- und Skelettmuskulatur sowie den Nieren verstoffwechselt. Nach einer Adaptionsphase von mehreren Tagen bis mehrere Wochen vermögen insbesondere die Neuronen des Gehirns, welche die im Blut transportierten Fettsäuren nicht verwerten können, einen großen Teil ihres Energiebedarfs aus der Oxidation von Ketonkörper zu decken.

Die Ketogenese stellt einen äußerst wichtigen Stoffwechselweg für die Energieversorgung dar

Die Tatsache, dass der menschliche Organismus in der Lage ist, dauerhaft auch ohne Kohlenhydrate auszukommen und dauerhaft seine Energieversorgung auch ohne das Vorhandensein von Kohlenhydraten aufrechtzuerhalten, sollte jeden von uns spätestens an dieser Stelle hellhörig werden lassen. Wie kann das denn überhaupt sein? Wird doch von allen Ernährungswissenschaftler ständig gepredigt, wie unsere Ernährungspyramide auszusehen hat, bei der kohlenhydratreiche Lebensmittel die Basis bilden, auf der das gesamte Konstrukt aufgebaut ist. Kann es denn wirklich gesund sein, dauerhaft auf Kohlenhydrate zu verzichten? Ist es nicht gar gefährlich, sich nur von Lipiden und Proteinen zu ernähren? Was geschieht nach drei, sechs, neun und zwölf Monaten kohlenhydratarmer Ernährung mit dem Organismus? Wann machen sich die ersten Mangelerscheinungen bemerkbar? Wie kommt man denn überhaupt darauf, sich derart zu ernähren?

Aus ernährungswissenschaftlicher Sicht ist eine Ernährung ohne Kohlenhydrate im Grunde undenkbar. Umso faszinierender empfinde ich die Tatsache, dass man sich durchaus auch ohne Kohlenhydrate langfristig und vor allem gesund ernähren kann. Seit fast einem Jahr lebe ich nun schon diese Form der Ernährung und ich muss sagen, wenn ich mein Befinden mit dem im Kohlenhydratstoffwechsel vergleiche, so stelle ich einen enormen (positiven) Unterschied fest.

Ich werde auf den folgenden Seiten alle aufkommenden Fragen gründlich zu Leibe rücken. Doch eines kann ich Ihnen bereits an dieser Stelle versichern:

Sollten Sie sich tatsächlich für das Experiment »Ketose« entscheiden, so werden Sie erstaunt darüber sein, zu welchen außergewöhnlichen Leistungen Ihr Organismus tatsächlich in der Lage ist. Ich möchte auch ausdrücklich darauf hinweisen, dass Sie sich, bevor Sie mit dem Experiment »Ketose« beginnen, umfangreich von Ihrem Hausarzt untersuchen lassen sollten. Die Untersuchung ist notwendig, um feststellen zu können, ob etwas dagegenspricht.

Denn wenn Sie Probleme mit Ihrem Blutzuckerspiegel oder etwa den Triglyceriden haben, dann sollten Sie die Umstellung der Ernährung auf keinen Fall auf eigene Faust durchführen! Die Ketose ist ein mächtiges Instrument und wenn bestimmte Voraussetzungen nicht gegeben sind, kann die Umstellung relativ rasch sogar gesundheitsgefährdend werden und als Angehöriger eines Pflegeberufes ist mir sehr viel daran gelegen, Gesundheit zu fördern, Krankheit zu verhüten, Gesundheit wiederherzustellen und Leiden zu lindern.

Wenn jedoch nichts dagegenspricht, dann können Sie sich bereits jetzt darauf freuen, von den mannigfaltigen Vorzügen der Ketose in vollem Maße profitieren zu dürfen. Freuen Sie sich bereits jetzt auf die unglaublichen Vorteile der ketogenen Ernährung:

- **Gewichtsabnahme:**
  Wenn Sie zu jenen Menschen gehören, die es nicht schaffen, ohne zu hungern ihr Gewicht spürbar zu reduzieren, dann kann Ihnen die ketogene Ernährung dabei helfen. Sie müssen nicht hungernd ins Bett gehen und trotzdem werden die Pfunde nur so purzeln.
- **bessere Konzentration und ein gesteigerter mentaler Fokus:**
  Sobald Sie die Adaptionsphase hinter sich haben, werden Sie schon sehr schnell bemerken, dass Sie deutlich mehr Energie aufweisen können, als dies im Kohlenhydratstoffwechsel jemals der Fall war. Ihr Blutzuckerspiegel wird sich drastisch stabilisieren, Sie werden keinen großen Schwankungen mehr unterliegen und Ihr mentaler Fokus wird sich deutlich steigern.
- **bessere Schlafqualität und mehr Energie, um den Alltag zu meistern:**
  Da die in der Leber produzierten Ketonkörper die optimale Energiequelle für unseren Organismus darstellen, werden Sie sich ausbalancierter, erholter und fitter fühlen, als dies im Kohlenhydratstoffwechsel der Fall ist.
- **Krankheitsprophylaxe:**
  Ketonkörper schützen unseren Körper nicht nur vor oxidativem Stress, sie sind auch in der Lage, Ihr Immunsystem zu stabilisieren und Sie weniger anfälliger für eine Reihe von Erkrankungen zu machen. Gehören Sie beispielsweise zu jenen Menschen, die mehrmals im Jahr an Herpes labialis (Lippenherpes) erkranken, dann werden Sie feststellen können, dass die Häufigkeit des Auftretens deutlich zurückgeht. Möglicherweise werden Sie, solange Sie sich in einer ketogenen Stoffwechsella-

ge befinden, kein erneutes Auftreten beobachten, auch dann nicht, wenn Sie sich in einer besonderen Stresssituation befinden oder einer stärkeren Sonnenexposition ausgesetzt sind.

- **Verlangsamung des Alterungsprozesses:**
  Ketonkörper scheinen den Alterungsprozess in unserem Körper maßgeblich zu beeinflussen und zu verlangsamen.
- **mehr Lebensqualität:**
  Wer den Zustand der Ketose kennt und weiß, wie sehr sich der gesamte Allgemeinzustand zum Positiven hin verbessert, möchte dieses Gefühl nicht mehr so schnell missen. Ich vergleiche den Zustand der Ketose oftmals mit der Endorphin-Ausschüttung von Extremsportlern.

Die ketogene Ernährung bedarf einer umfangreichen Aufklärung und hätte mir vor einem Jahr, als ich mit dieser Ernährungsweise begonnen habe, ein derartiges Werk zur Verfügung gestanden, dann hätte ich mich einerseits wesentlich besser darauf vorbereiten können, auf der anderen Seite wären mir sehr viele Fehler und auch andere Unannehmlichkeiten erspart geblieben. Auf den folgenden Seiten finden Sie einen detaillierten »Leitfaden« rund um das Thema ketogene beziehungsweise ketoadaptierte Ernährung.

An dieser Stelle möchte ich auch all jenen Menschen danken, die dieses Buch erst möglich gemacht haben.

2. Kapitel

Basics der Ketose

Die offizielle Definition der Ketose lautet: »Ein Stoffwechselzustand, bei dem die Konzentration der Ketonkörper im Blut über den Normalwert erhöht ist«.

Nicht gerade aussagekräftig. Wo in etwa liegt denn der Normalwert der Ketonkörper im Blut? Der Normalwert ist jener Wert, den ein Otto-Normalverbraucher beziehungsweise Durchschnitts-esser aufzuweisen hat, wenn er nicht gerade fastet oder seine Kohlenhydratzufuhr eingeschränkt hat. Wahrscheinlich hat er noch vor einer Stunde ein Brötchen mit warmem Leberkäs und einen Schokoriegel gegessen. Er isst in der Regel drei bis sechs Mahlzeiten täglich und er fastet sogar – nämlich immer dann, wenn er schläft.

Unser Durchschnitts-Esser hat somit eine Konzentration von weniger als 0,1 mmol Ketonkörper pro Liter im Blut. Das also ist der Normalwert und hat man diesen Wert im Blut, so befindet man sich eben nicht in der Ketose. Menschen, die sich in der Ketose befinden, weisen Werte zwischen 2 bis 5 mmol pro Liter auf. Dieser Wert ist absolut gesund und physiologisch, also ein sehr gesunder Zustand. Mol und mmol sind übrigens Maßeinheiten für Chemiker, ähnlich wie kg und g für den Gourmet.

Ketonkörper sind kleine Moleküle, die unsere Organe mit Energie versorgen

Wir haben bereits erfahren, dass als Ketonkörper drei Verbindungen bezeichnet werden: Acetoacetat, Beta-Hydroxybutyrat und Aceton. Acetoacetat ist eine Ketocarbonsäure, Beta-Hydroxybutyrat eine Carbonsäure und Aceton das einfachste der Ketonkörper – alles in allem handelt es sich also um diverse kleine, organische Moleküle. Kohlenstoff-, Sauerstoff- und Wasserstoffatome sind in den diversen

Molekülen auf unterschiedlichste Weise verbunden. Was aber wichtig ist, ist die Tatsache, dass darin eine Menge Energie steckt!

Ketonkörper und Ketone sind nicht das Gleiche

Alle chemischen Verbindungen, die eine Doppelbindung von einem Kohlenstoffatom zu einem Sauerstoffatom aufweisen, bezeichnet man als Ketone, aber auch nur dann, wenn sie nicht am Rande des Moleküls vorkommen (eine nicht endständige Carbonylgruppe). Von derartigen Molekülen, solchen Ketonen, gibt es unglaublich viele Varianten. Ketonkörper gibt es aber eben nur drei Varianten und die haben ihren Namen daher, dass Acetoacetat und Aceton jeweils so eine »nicht endständige Carbonylgruppe« in ihrer chemischen Struktur haben. Allora: Zwei der Ketonkörper gehören zu den Ketonen, aber nicht alle Ketone sind Ketonkörper. Leuchtet doch ein, oder? Also haben Rasberry-Ketone, wenn sie auch noch so vielversprechend auf diversen Seiten angepriesen werden, absolut nichts mit der Ketose gemeinsam. Rein chemisch gesehen ist das Beta-Hydroxybutyrat kein Keton, da diese Ketogruppe zu einer Hydroxygruppe umgewandelt wurde. Und trotzdem wird es mit zu den Ketonkörper gezählt, denn es kann schnell aus Acetoacetat umgewandelt werden und weist vergleichbare Spezifikationen im Körper auf. Weiter kommt es unter allen Ketonkörpern am häufigsten vor und es handelt sich um den bedeutendsten Ketonkörper im Stoffwechsel.

Einige Ketonkörper werden über Urin und Atemluft ausgeschieden

Beta-Hydroxybutyrat wird durch Enzyme aus Acetoacetat umgewandelt. Aceton hingegen entsteht durch spontanen Zerfall von Acetoacetat, ohne Enzyme. Es ist flüchtig und wird im Metabolismus so gut wie nicht verwendet. Stattdessen wird es vor allem über die Lunge mit der Ausatmung abgegeben. Dies ist für den süßlichen Mundgeruch in der Ketose verantwortlich. Aber nicht nur über die Exspiration, sondern auch über den Urin werden Ketonkörper ausgeschieden. Diesen Vorgang bezeichnet man als Ketonurie – die Ausscheidung von Ketonkörper mit dem Urin. Im Laufe der Zeit nimmt die Ausscheidung jedoch ab, da die Ketonkörper von den Organen einfach deutlich besser verwertet werden können und der Körper diese Energieträger nicht einfach nur noch herausspült, sonst effizienter nutzt. Deshalb sollte man sich nicht nach Wochen der Ketose durch eine niedrige Konzentration an Ketonkörper im Urin verunsichern lassen.

Die Leber produziert ständig Ketonkörper in kleinen Mengen, auch ohne Ketose

Bei einer durchschnittlichen, also nicht ketogenen Stoffwechsellage im gesunden Organismus werden permanent geringe Mengen an Ketonkörpern von der Leber in den Mitochondrien der perivenösen Hepatocyten synthetisiert und von den Organen gebraucht. Die Konzentration von Acetoacetat und Beta-Hydroxybutyrat beträgt nach einer Mahlzeit etwa 0,01 mmol pro Liter Blut. Selbst nach nächtlichem Fasten ist ihre Konzentration im Blut mit 0,1 mmol/L noch relativ gering. Erst bei einem andauernden Nahrungsverzicht (oder Kohlenhydratverzicht) steigt die Konzentration allmählich und erreicht nach etwa 72 Stunden Fasten 2 mmol/L und nach einer Woche ohne Nahrungsaufnahme etwa 5 mmol/L. In eben diesem Bereich spricht man dann von der sogenannten Ketose.

Ketogene Ernährung, in die Praxis umgesetzt

Wir haben jetzt schon einiges darüber gehört, wie der Körper Ketonkörper produziert und welche Bedingungen dafür notwendig sind. Doch wie genau sieht das denn nun in der Praxis aus? Die zwei wichtigsten Prinzipien der ketogenen Ernährung lauten:

1. Runter mit der Kohlenhydratmenge

Kohlenhydrate sorgen für eine Insulinausschüttung und wir haben ja nun gelernt, dass bereits die geringste Menge Insulin die Ketogenese zunichtemachen kann. Abgesehen von dieser Tatsache ist es kein Geheimnis mehr, dass ein gar dauerhaft erhöhter Blutzuckerspiegel zu sehr großen gesundheitlichen Schwierigkeiten führt. Stärke und Zucker dürfen während der ketogenen Ernährung 20 bis 50 Gramm täglich nicht überschreiten. Gerade zu Beginn kann ich nur empfehlen, sich an der 20-Gramm-Marke zu orientieren. Dies hilft dem Körper, relativ schnell in die Ketose zu kommen und die Adaptionsphase ein wenig zu beschleunigen. Diese Angabe dient natürlich nur der Orientierung und die Toleranzgrenze, bei der man definitiv aus der Ketose fliegt oder erst gar nicht hinein kommt, kann von Mensch zu Mensch selbstverständlich variieren.

2. Wir benötigen reichlich Fette

Ketone entstehen, wie wir feststellen konnten, in erster Linie aus Fettsäuren. Umso wichtiger ist es, unserer Leber eben diese Fette für die Ketogenese bereitzustellen. Nun haben wir mehrere Möglichkeiten: Wer nicht abnehmen möchte, sondern sein Gewicht eher halten will, der muss nun so viele Fettsäuren zuführen, dass der Körper nicht an seine eigenen Reserven geht, um Ketonkörper zu synthetisieren. Das bedeutet nicht, dass man dann gar kein Fett mehr zuführen darf. Ganz im Gegenteil! Fettsäuren sind gerade in der ketogenen Ernährungsweise von essenzieller Bedeutung. Der Anteil an zugeführten Fettsäuren fällt jedoch höher aus als bei jenen Menschen, die eine Reduktion des Körperfettes, sprich Gewichtsabnahme, anstreben. Bei einer gewichtserhaltenden ketogenen Ernährungsweise setzt sich die täglich zugeführte Nahrung wie folgt zusammen: circa 75 Prozent Fette, etwa 20 Prozent Proteine und den kleinsten Anteil bilden dann gesunde Kohlenhydrate in Form von Gemüse, Rohkost und Saaten. Möchte man nun abnehmen, so müssen sich die Anteile wie folgt verschieben: Der Proteinanteil darf durchaus bis zu 30 Prozent betragen, der Anteil an Fettsäuren sollte dann unter 65 Prozent liegen und der Rest setzt sich dann erneut aus gesunden Kohlenhydraten zusammen.

Die oberste Priorität hat stets die Restriktion der Kohlenhydratmenge von circa 20 bis maximal 45 Gramm täglich!

Über die Notwendigkeit von Fetten während der ketogenen Ernährung

Es mag vielleicht für den Neuling der ketogenen Ernährung verwunderlich klingen, doch das Thema Fett wird oftmals missverstanden. Doch eines muss uns an dieser Stelle einfach klar sein: Ohne Fettsäuren keine Ketose und ohne diese wird die Gewichtsreduktion zur Tortur. Es ist der häufigste Fehler, der bei einer Ernährungsumstellung gemacht wird. Kohlenhydrate werden runtergeschraubt, man verzichtet auf Brot, Reis, Pasta, Kuchen und Pizza, spart dann aber im gleichen Atemzug an wertvollen Fetten. Die Folge? Unserem Körper wird schlicht und ergreifend zu wenig Energie in Form von Fetten zur Verfügung gestellt, der Stoffwechsel wird heruntergefahren und unser Leistungslevel einschließlich unserer positiven Laune sinkt in den Keller. Das sind die typischen Hungerkuren à la Brigitte und Co. Und genau das ist keineswegs im Sinne einer ketogenen Ernährung (KE). Ich persönlich sehe die KE nicht als eine Diät, sondern eine radikale Umstellung der Ernährung. Die KE kann, richtig angewendet, zu einem mächtigen Instrument werden. Ketonkörper sind hervorragende Energielieferanten und darüber hinaus weisen aktuelle Forschungsergebnisse daraufhin, dass sie darüber hinaus eine vielfältige, protektive Wirkung auf den gesamten Organismus ausüben. Genau aus diesem Grunde erfährt die ketogene Ernährung (im Folgenden KE) aktuell wieder deutlich mehr Aufmerksamkeit.

Doch zurück zu unseren Fettsäuren. Ohne eine ausreichende Menge an Fettsäuren kann die Leber keine ausreichenden Mengen an Ketonkörpern bilden, die nächste Heißhungerattacke ist schon vorprogrammiert und im schlimmsten Falle wirft man alle guten Vorsätze über Bord und befindet sich, schneller als man schauen kann, in der Kohlenhydratfalle. Eben dieser Problematik kann man von Anfang an entgegenwirken, indem man eine adäquate Zufuhr an Fettsäuren sicherstellt. Möchte man sich ketogen ernähren, gehört mehr Fett auf den Speiseplan und wird zur Pflicht.

An dieser Stelle werden sich nun einige die Frage stellen, ob das denn wirklich gesund und gut sein kann. Die Antwort lautet: ja. Ja, die erhöhte Fettzufuhr ist gesund und gut und stellt für unseren Organismus keinerlei Problematik dar – solange die Restriktion der Kohlenhydratmenge eingehalten wird. Fette stellen nur im Zusammenhang mit einer hohen Kohlenhydratzufuhr ein Problem für unseren Körper dar. Damit meine ich den bereits erwähnten Durchschnittsesser und die »übliche« Ernährungsweise jenseits der Ketose.

Solange die ketogene Kost sorgfältig zusammengestellt ist, wird uns die Umstellung guttun und nicht schaden. Sorgfältig zusammengestellt will heißen: frische Blattsalate, kohlenhydratarmes Gemüse wie Zucchini, Brokkoli und Tomaten, Pilze, wohltuende Gewürze, ausreichend Vitamine, Mineralien, Spurenelemente und Ballaststoffe. Wer diese Lebensmittel in seine tägliche Ernährung integriert, der braucht sich keine Sorgen um Butter, Sahne, Nüsse und Cholesterin in Eiweißprodukten zu machen. Fette sind hervorragende Geschmacksträger. Ein hübscher Nebeneffekt der KE ist dann auch noch die Tatsache, dass die Gerichte noch besser schmecken und jede Mahlzeit zu einem Gaumenschmaus werden kann. Zu beachten ist der Umstand, dass wir bei einer ketogenen Ernährungsweise deutlich mehr Wasser und Mineralien, also Elektrolyte, ausscheiden. Deshalb darf nicht an Salz und Flüssigkeit gespart werden.

Vorsicht! Wer sich nicht ketogen ernähren darf

Grundsätzlich empfehle ich immer einen Check-up beim Hausarzt vor der Umstellung auf die KE zu machen. Es gibt auch Kontraindikationen für die ketogene Ernährungsform. Solche Kontraindikationen sind beispielsweise seltene angeborene Stoffwechsel- und Hormonstörungen, bei denen unsere Leber entweder keine Ketonkörper synthetisieren oder sie einfach nicht als Energiequelle nutzen kann. Auch Menschen mit Erkrankungen der Pankreas dürfen sich nicht ketogen ernähren. Ebenso ist bei Erkrankungen der Leber Vorsicht geboten. Zu den Stoffwechselerkrankungen zählen insbesondere Carnitin-Transporterdefekte, Mangel an HMG-CoA-Synthase oder Pyruvat-Carboxylase-Störungen.

Leidet man an einer Niereninsuffizienz, so gehört die Umstellung der Ernährung in die Hände eines qualifizierten Arztes, um die vertretbaren Mengen an Flüssigkeit, Salzen und Eiweißen festzulegen, die zugeführt werden dürfen. Eine individuell angepasste KE ist prinzipiell möglich. Es gibt auch Erkrankungen, die mit einer Störung der Cholesterinverwertung einhergehen, zum Beispiel ApoE4-Polymorphismus. Bei dieser Erkrankung ist eine cholesterinarme Ernährung erforderlich. Bei einer derartigen Erkrankung müssen im Falle einer ketogenen Ernährung die tierischen Fette durch pflanzliche Fette ersetzt werden. Auch wer unter Schilddrüsenfunktionsstörungen leidet, sollte sich während der Umstellung von einem Arzt überwachen lassen.

Wer sich auch nach einer längeren Adaptionsphase und trotz nachweisbarer Ketose auch nach Wochen nicht wohlfühlt bei dieser Form der Ernährung, der sollte sich nicht weiter zwingen und eine andere Ernährungsform wählen. Als Alternative sollen an dieser Stelle die Paleo- und LOGI-Methode Erwähnung finden. Bei der sogenannten LOGI-Methode handelt es sich ebenfalls um eine kohlenhydratreduzierte Ernährungsform (ca. 80 bis 135 Gramm pro Tag). Auch die LOGI-Methode, richtig angewandt, kann die Blutzucker- und Insulinwerte relativ gering halten und den Körper mit allen wichtigen Nährstoffen versorgen.

Ketogene Ernährung und Paleo – der Schlüssel zu langfristiger Gesundheit und Fitness?

Man könnte sich nun wundern, wieso ich an dieser Stelle die Paleo-Ernährung ins Spiel bringe. Der Begriff Paleo ist eine Kurzform, sozusagen ein Spitzname, und steht für den Zeitraum des Paläolithikums, der Altsteinzeit. Die Paleo-Anhänger orientieren sich dabei an der ursprünglichen Ernährung von Jägern und Sammlern und ahmen diese mit den heute verfügbaren Lebensmitteln nach.

Sie setzen den Schwerpunkt auf eine außerordentlich hohe Qualität und Nachhaltigkeit der Lebensmittel. Grundlage bilden somit solche Lebensmittel, die bereits vor 2,5 Millionen Jahren dem Menschen zur Verfügung standen. Die Säulen der Paleo-Ernährung bilden alle echten, unverarbeiteten und nährstoffreichen Lebensmittel wie Gemüse, Obst, Nüsse, Samen, Fleisch, Fisch, Eier und natürlich auch gesunde Fette. Schaut man sich den Speiseplan eines Paläo-Anhängers etwas genauer an, so wird man feststellen, dass sich die Zusammensetzung der Nahrung gar nicht so sehr von der ketogenen Kost unterscheidet. Ein Umstand, der wohl dafür sorgen wird, dass sich so mancher Paleo-Anhänger unbeabsichtigt im ketogenen Stoffwechsel befindet, ohne auch nur einen blassen Schimmer davon zu haben.

Die Anhänger der Paleo-Ernährung verzichten mit gutem Grund auf raffinierte Lebensmittel und insbesondere auf jene, die erst nach der Einführung des Ackerbaus und der Viehzucht – also vor circa 10.000 Jahren – verfügbar waren. Bei dieser Form der Ernährung wird auch ganz bewusst darauf geachtet, dass auch sonstige »schädigende« und »unnatürliche« Lebensmittel strikt gemieden werden. Zu den gemiedenen »Antinährstoffen« zählen sämtliche Erzeugnisse aus Getreide, Hülsenfrüchte, Milchprodukte, Zucker, verarbeitete pflanzliche Fette und sämtliche künstlichen Zusatzstoffe – wobei es sich bei Letzteren um eine Armada von Stoffen handelt, die strikt gemieden werden.

Die Paleo-Ernährung ist deshalb so interessant, weil sich viele Menschen schlicht und ergreifend nicht vorstellen können, sich dauerhaft ketogen zu ernähren, zumal dies eine dauerhafte und unglaubliche Willensstärke voraussetzt. Aktuell, zwölf Monate nach Beginn meiner Umstellung auf die KE, kann ich mir ehrlich gesagt nicht vorstellen, mich in einer anderen Ernährungsform wiederzufinden. Aber auch ich bin Mensch und wer weiß schon, wie die Welt in sechs, acht, zwölf oder achtzehn Monaten aussieht.

Auf jeden Fall ist die Paleo-Ernährung definitiv eine gute Alternative zum durchschnittlichen Kohlenhydrat-Stoffwechsel, einfach weil das gesamte Ernährungskonzept »Paläo« im Einklang mit dem Menschen und im Einklang mit unseren Genen funktioniert. Durch eine paläo-orientierte Ernährung kann man durchaus langfristig schlank, leistungsfähig, fit und gesund bleiben, denn der menschliche Organismus hat sich während einer 2,5 Millionen Jahre andauernden Evolution an genau diese Form der Ernährung angepasst. Dagegen ist die gesamtgeschichtlich betrachtet erst kürzlich eingeführte typisch westliche Ernährungsweise, basierend auf raffiniertem Zucker und minderwertigen Fetten, der wichtigste Faktor bei der hohen Zahl betroffener Menschen, die an Adipositas, Übergewicht, Diabetes mellitus, Hypertonie, Krebs, Depressionen und Autoimmunerkrankungen erkrankt sind.

Die Vorteile der Paleo-Ernährung

- bessere Schlafqualität
- dauerhafte Senkung des Blutdrucks
- reinere Haut
- gesünderes Haar
- gesteigerte Konzentrationsfähigkeit
- bessere Stimmung
- deutlich weniger Depressionen
- eine verbesserte Verdauung
- ein nachhaltiger Gewichtsverlust ohne Jojo-Effekt
- ein verbesserter Muskelaufbau und eine verbesserte Fitness
- ein stabileres Immunsystem und somit eine verminderte Infektanfälligkeit
- deutlich weniger Allergie-Symptome
- weniger Entzündungsaktivitäten im Organismus
- weniger Atemprobleme wie beispielsweise Asthma bronchiale

3. Kapitel

Den ketogenen Stoffwechsel verstehen lernen – die Ketogenese

Einige Leser werden bereits einmal gehört oder gelesen haben, dass Ketone in der Lage sind, den Körperfettanteil beachtlich zu reduzieren. Sie werden auch sicherlich bereits gehört haben, dass Ketonkörper bedingt durch eine Restriktion von Kohlenhydraten entstehen. Aber wo genau entstehen diese Ketone und was macht sie so besonders?

Ketonkörper, Acetoacetat, Aceton und beta-Hydroxybutyrat (chemisch gesehen ist es überhaupt kein echtes Keton, wird jedoch dazugezählt) werden hepatisch synthetisiert, also in der menschlichen Leber. Der Herstellungsprozess allgemein wird Synthese genannt, die hepatische Herstellung von Ketonen in der Leber wird als Ketogenese bezeichnet. Die wichtigste Voraussetzung für das Entstehen von Ketonen ist das Fehlen von Kohlenhydraten. Zur Ketogenese kommt es aber auch im Rahmen einer Fastenperiode. Beim Fasten oder beim bewussten Verzicht auf Kohlenhydrate kommt es unausweichlich zu einer Energieversorgung, bei der vermehrt Fettsäuren herangezogen werden, und diese Fettsäuren stammen größtenteils aus den Reserven unseres Körpers, den Fettdepots. Die abgebauten Fettsäuren gelangen früher oder später über den Blutkreislauf zur Leber. Sie gelangen aber auch zur Muskulatur und zu anderen Organen und dort werden sie vollständig zu H2O und CO2 metabolisiert. Die aus dieser Prozedur gewonnene Energie wird von der Muskulatur für die Bewegung genutzt, die Organe nutzen sie für ihre Funktion.

Anders sieht es dabei im Kohlenhydrat-Stoffwechsel aus. Liegt unserer Leber ein sehr hohes Angebot an Fettsäuren vor, so kommt sie im Grunde (völlig überfordert) nicht mehr mit dem Abbau hinterher und daraus resultiert ein Stau vor dem sogenannten Citratzyklus. Ein Stau vor dem Citratzyklus führt zu gesundheitlichen Schwierigkeiten, denn kann das Angebot an Fett vom Körper nicht metabolisiert werden, so steigen beispielsweise die Triglyceride im Blutbild an und die Folge ist ein überfettetes Blut – unter Umständen mit fatalen Folgen

Ketogenese durch Fasten

Ich möchte an dieser Stelle ein Phänomen aufgreifen, das mir lange Zeit als solches eigentlich gar nicht bewusst war. Ich treffe auch im Rahmen meiner täglichen Arbeit immer wieder auf Menschen, die mehr oder weniger begeistert von ihren Erfahrungen mit dem Heilfasten berichten. Lange Zeit habe ich mir darüber gar keine Gedanken gemacht, habe ich doch selbst in der Vergangenheit mehrfach über einen Zeitraum von mehreren Tagen bis Wochen eine Fastenperiode eingelegt.

Das Heilfasten wird oftmals auch von nicht religiös motivierten Menschen betrieben. Die Berichte über die positiven Wirkungen dieser Radikalkur sprechen oftmals gerne von Detoxikation, Entschlackung, Katharsis und Regeneration. Und selbstverständlich durchschaue ich heute die Funktionsweise des Heilfastens. Das Fasten, wenn es konsequent durchgeführt wird und das einzige, was aufgenommen wird, Flüssigkeit ist, initiiert nichts anderes als die Adaptionsphase im Rahmen der Ketogenese. Viele Menschen berichten nach einigen Tagen absoluter Nahrungskarenz von einer Art Hochgefühl, ja fast schon Euphorie. Und nichts Anderes geschieht im Rahmen der ketogenen Ernährung nach einer überstandenen Adaptionsphase – der gesamte Organismus befindet sich in einer Art Hochstimmung und hinzu kommt dann noch eine gesteigerte Leistungsfähigkeit, denn der Körper läuft ja unter dem Supertreibstoff Ketone auf Hochtouren.

Natürlich gibt es verschiedene Ansätze des Fastens und wer sich an dem Frucht- oder Saftfasten orientiert, der wird wohl eher nicht die Vorteile einer ketogenen Stoffwechsellage erfahren können. Was beim Fasten im Körper geschieht, ist im Grunde mit wenigen Sätzen erklärt: Wird unserem Körper keine Nahrung mehr zugeführt, dann verändert sich selbstverständlich auch die Stoffwechsellage in Richtung Katabolismus. Dabei kommt es zu einer signifikanten Reduktion des arteriellen Blutdruckes, aber auch der Blutzuckerspiegel, der nun in sehr engen Grenzen gehalten wird, stabilisiert sich auf ein äußerst gesundes Maß, sofern man nicht an einer Stoffwechsel-Erkrankung wie etwa Diabetes mellitus leidet. Und – wie unter dem Einfluss einer ketogenen Ernährung – muss der Körper nun eine andere Möglichkeit finden, um die notwendige Energie bereitzustellen.

Der Organismus greift nun auf seine Fettreserven zurück und die Pfunde purzeln: Wir befinden uns inmitten der Ketogenese. Das bereits erwähnte Hochgefühl, Glücksgefühl entsteht dabei dadurch, dass der Körper nach einigen Tagen mit einer Endorphin-Ausschüttung reagiert.

Endorphine werden auch bedingt durch eine ketogene Ernährung ausgeschüttet.

Der Begriff »Endorphin« ist nichts anderes als ein künstliches Wort für die Bezeichnung »Endogene Morphine«. Endogen deshalb, weil der Körper diese von innen heraus, also aus sich selbst synthetisiert. Die Wirkung der endogenen Morphine im Körper ähneln in gewisser Weise auch jenen, die exogen zugeführt werden. Der wesentliche Charakterzug der Endorphine ist die analgetische, also schmerzunterdrückende Wirkung. Da aber diese Endorphine nicht nur in heiklen Notfallsituationen ausgeschüttet werden, sondern auch unter dem Einfluss ganz bestimmter positiver Erlebnisse, verlieh man ihnen den etwas ungünstig gewählten Namen »Glückshormone«.

Endorphine werden in unterschiedlichen Strukturen unseres Körpers synthetisiert, allen voran im Hypothalamus und der Hypophyse. Daneben können Endorphine aber auch durchaus von Makrophagen, Lymphozyten und Monozyten gebildet werden. Endorphine sind nichts anderes als Neuropeptide und diese haben die Fähigkeit, an sogenannten Opiatrezeptoren anzubinden. Dieser Vorgang, die Ausschüttung der Endorphine, ist dafür verantwortlich, dass beispielsweise Menschen mit schweren Verletzungen unter Umständen erst einmal keinerlei Schmerz verspüren. Ein Mechanismus, der in bestimmten Situationen eine Flucht und das Überleben sichern kann.

Und auch der Zustand der Ketose scheint – wenn man sich nicht gerade erst in der Adaptionsphase befindet und einen Kohlenhydrat-Entzug durchlebt – für unseren Körper ein durchaus positives Ereignis zu sein, denn er veranlasst die zuständigen Strukturen dazu, immer wieder reichlich Endorphine auszuschütten.

Der Citratzyklus

Es war der Biochemiker Hans Krebs, Entdecker des Krebs-Zyklus aka Citrat-Zyklus, der als Erster von einer physiologischen Ketose als Unterscheidung zur diabetischen Ketoazidose sprach. Sir Hans Adolf Krebs, geboren am 25. August 1900 in Hildesheim und gestorben am 22. November 1981 in Oxford, war ein deutscher, später britischer Mediziner und Biochemiker. Er wirkte ab 1945 als Professor an der Universität Sheffield und erhielt für die Entdeckung des Citratzyklus' im Jahre 1953 den Nobelpreis für Physiologie oder Medizin.

1935 wurde Hans Krebs Dozent, 1945 Professor für Pharmakologie an der Universität Sheffield. 1954 wurde er auf den Whitley Chair of Biochemistry der Universität Oxford berufen. Sein Interessengebiet war der sogenannte intermediäre Metabolismus. 1932 entdeckte er – noch in Freiburg – gemeinsam mit Kurt Henseleit den Harnstoffzyklus (Krebs-Henseleit-Zyklus) und eben 1937 den Citratzyklus, auch heute oft noch als Krebs-Zyklus bezeichnet. Für letztere Entdeckung wurde ihm 1953 zusammen mit Fritz Albert Lipmann, New York, der Nobelpreis verliehen.

Der Citratzyklus ist wohl der wichtigste Stoffwechselweg im Kohlenhydrat-Stoffwechsel, denn dabei handelt es sich um den primären Mechanismus, durch den unser Organismus überhaupt erst in der Lage ist, die benötigte Energie aus der Nahrung zu extrahieren. Für die Initiierung dieses Prozesses benötigt unser Körper lediglich die

Moleküle Acetyl-CoA (Acetyl-Coenzym A) und die sogenannte Oxalsäure (Oxalacetate). Die Oxalsäure wird dabei quasi aus sich selbst heraus regeneriert, das Acetyl-Coenzym-A hingegen muss permanent über die Nahrung von außen zugeführt werden. Die Gemeinsamkeit beider Moleküle besteht darin, dass sie aus Pyruvat (Brenztraubensäure) gewonnen werden können. Dieses Pyruvat wird wiederum durch die Glykolyse, also den Abbau von Kohlenhydraten, gewonnen.

Oxalacetate

Im Grunde wird der Citratzyklus in einer endlosen Schleife am Laufen gehalten, weil immer wieder Oxalacetate aufgenommen werden können. Diese Oxalacetate nehmen dabei eine aktivierte und zerkleinerte Fettsäure auf. Oxalacetate sind nicht gerade stabil und bei der Temperatur, die in unserem Organismus herrscht, zerfallen diese relativ rasch. Also muss der Oxalacetat-Haushalt permanent über eine Kohlenhydrat-Zufuhr reguliert werden, denn um Oxalacetate in einer angemessenen Menge synthetisieren zu können, benötigen wir schlicht und ergreifend Kohlenhydrate.

Aber was geschieht nun, wenn in unserem Organismus keine Glykolyse mehr stattfindet, weil wir konsequent auf Kohlenhydrate verzichten und keine mehr zuführen?

Nun, in einem ketogenen Stoffwechsel sind einfach zu wenige Oxalacetate vorhanden, denn das durch den Körper regenerierte Oxalacetat wird für die Synthese von Glucose benötigt und gebraucht, also wird weniger Acetyl-CoA in den Citratzyklus eingebracht und die Ketogenese wird angetrieben und verstärkt.

Stellen wir uns nun den Citratzyklus als eine Art Achterbahn vor, dann dürfen zwar die Besucher, die bereits drinsitzen, weiterfahren, neue Besucher werden jedoch nicht aufgenommen und es kommt zu einem Stau. Und nichts anderes geschieht in unserem Organismus. Wenn die Besucher der Achterbahn, die nicht einsteigen dürfen, Acetyl-CoA darstellen, dann können diese nicht mehr in den Citratzyklus mit eingebracht werden. Und in diesem Falle werden dann eben verstärkt Ketone synthetisiert. Man könnte auch den Kohlenhydrat-Stoffwechsel mit einem Bummelzug vergleichen, die Ketose hingegen ist dann eben einfach ein anderer Zug, nämlich ein ICE.

Also bedeutet dies: Wenn wir unserem Körper nicht ausreichend Kohlenhydrate zur Verfügung stellen, dann kann der Stoffwechsel nach dem üblichen Prinzip nicht mehr aufrechterhalten werden und er muss sich etwas anderes ausdenken. Und genau das tut er auch. Er denkt sich etwas Neues aus und es kommt zu einer verstärkten hepatischen Oxidation von Fettsäuren, der Ketogenese.

Alle Fettsäuren, die keinen Platz mehr im Citratzyklus gefunden haben, wandern auf direktem Wege zur Leber und in die Ketogenese. Die Ketogenese stellt dabei einfach einen anderen physiologischen Stoffwechselweg dar und sie versteckt sich im Mitochondrium, dem Kraftwerk der Zelle. Die Leber eines Erwachsenen kann täglich eine beachtliche Menge an Ketonkörper synthetisieren!

Mitochondrien, die Kraftwerke unserer Zellen

Das Mitochondrium, das Kraftwerk der Zelle, ist eine geniale Erfindung von Mutter Natur. Mitochondrien sind faden- oder kugelförmige Gebilde in der menschlichen Zelle und sie kommen in den Zellen der meisten Eukaryoten (Zellen mit einem echten Kern) vor, den Prokaryoten (Zellen ohne Kern) fehlt dieses Attribut. Die Mitochondrien regenerieren dabei über die Atmungskette unter anderem das hochenergetische Molekül Adenosintriphosphat und es hat neben dieser Aufgabe noch weitere wichtige Aufgaben in der Zelle. Dabei hat man festgestellt, dass sich besonders viele Mitochondrien in solchen Zellen befinden, die einen sehr hohen Energieverbrauch aufweisen, dazu zählen beispielsweise Muskelzellen, Sinneszellen, Eizellen und Nervenzellen.

Laut J. Schrade und M. Kelm (Das Herz, Stuttgart 2005) erreicht der Anteil von Mitochondrien in den Zellen der Herzmuskulatur sogar 36 Prozent. Die Anzahl der Mitochondrien wird also dem Energiebedarf der Zelle adaptiert. Mitochondrien weisen eine hoch komplexe Struktur auf, unter anderem sind sie verantwortlich für den programmierten Zelltod (Apoptose), die Synthese von Eisen-Schwefel-Clustern, sie sind partielle Bestandteile des Harnstoffzyklus (dieser findet teilweise ebenfalls in den Mitochondrien statt) und für diverse Abbauwege verantwortlich. Und eben diese Mitochondrien sind auch für die Synthese von Ketonen verantwortlich, denn diese können nur in den Mitochondrien der Leber synthetisiert werden.

Die Ketogenese – eine wunderbare Erfindung der Natur

Die Ketogenese, also die Synthese der Ketonkörper Aceton, Acetacetat und 3-Hydroxybutyrat, wird durch das Fehlen von Kohlenhydraten im Organismus initiiert. Dieser absolute Kohlenhydratmangel führt zum verstärkten Abbau von Fettsäuren zu Acetyl-CoA, man bezeichnet diesen Vorgang auch als sogenannte Beta-Oxidation. In der Folge kommt es zu einem Anstieg von Acetyl-CoA im Organismus, bedingt durch die forcierte Beta-Oxidation. Da nun aber die Flut an Acetyl-CoA aufgrund der fehlenden Kohlenhydrate im Organismus nicht mehr vollständig im Citratzyklus abgebaut werden können, muss sich unser Körper etwas anderes ausdenken, was er ja auch durchaus tut. Sämtlicher Überschuss an Acetyl-CoA wird nun in der Leber, genauer gesagt in der mitochondrialen Matrix der Leberzellen, also den Hepatozyten, zu Ketonkörpern metabolisert. Diese dienen bis auf wenige Ausnahmen dem gesamten Organismus als erstklassiger Energielieferant. Als primäres Ausgangsprodukt für die Ketogenese dient dabei das Acetacetat; Aceton und 3-Hydroxybutyrat werden auf der Grundlage von Acetacetat gebildet.

Faszinierend ist die Tatsache, dass unsere Leber einerseits Ketone synthetisiert, selbst jedoch keinerlei Verwertung für Ketone hat. Das bedeutet, dass alle synthetisierten Ketonkörper, die in Hülle und Fülle produziert werden, in den Blutkreislauf überführt und dem Organismus zur Verfügung gestellt werden.

Übrigens wäre es nicht korrekt anzunehmen, dass Ketone lediglich aus Fettsäuren synthetisiert werden können. Ketone können genauso gut aus den sogenannten ketogenen Aminosäuren synthetisiert werden: Leucin, Lysin und Tryptophan. Im Gegensatz zu den glucogenen Aminosäuren (denen Aminosäuren zugeteilt werden, die nicht zur Gruppe der ketogenen Aminosäuren gehören), können ketogene Aminosäuren nicht zum Aufbau von Glucose genutzt werden. Unter den Aminosäuren gibt es noch eine weitere Klassifizierung, diese sind gleichzeitig ketogen und glucogen: Isoleucin, Tyrosin und Phenylalanin.

Die Regulation der Ketogenese

Die Ketogenese, also die Synthese von Ketonkörper in unserem Organismus, wird maßgeblich durch insgesamt drei Enzyme gesteuert. Zum einen von der hormonsensitiven Lipase HSL, der Acetyl-CoA-Carboxylase und der HMG-CoA-Synthase. Unter dem Einfluss der HSL werden Triacylglycerine zu Fettsäuren hydrolysiert, also in eine wasserlösliche Form gebracht. Im Anschluss daran findet ein Abbau durch die Beta-Oxidation statt.

Dieser Prozess führt unweigerlich zu einer erhöhten Konzentration an Acetyl-CoA. Die beeinflussenden Größen der HSL sind vor allem das Adrenalin und das Insulin. Im Rahmen des Fettabbaus (Lipolyse) wird der Vorgang der HSL durch das Adrenalin aktiviert, durch die Insulinausschüttung kommt es hingegen zu einer Dephosphorylierung und somit zur Inaktivierung des Enzyms. Als Dephosphorylierung bezeichnet man eine enzymatische Spaltung einer Phosphat- oder Pyrophosphat-Gruppe von einem Phosphoprotein.

Durch die Acetyl-CoA-Carboxylase wird Acetyl-CoA in Malonyl-CoA umgewandelt. Malonyl-CoA ist ein Coenzym A-Derivat und es entsteht durch die Veresterung (Bildung eines Esters aus jeweils einer Säure- und Alkoholgruppe unter Abspaltung von Wasser, also Kondensation) mit Malonsäure.

Bedingt durch diesen Vorgang wird automatisch weniger Acetyl-CoA in die Mitochondrien transportiert. Die stimulierende Größe dieses Enzyms ist das Insulin. Die gesamte HMG-CoA-Synthase wird durch das Insulin gehemmt, bei einer ketogenen Ernährung oder aber auch einfach bei einer sehr fettreichen Ernährung wird dieses Enzym hingegen aktiviert.

4. Kapitel

Ketose und Ketoazidose

Die Ketose muss als absolut physiologischer Zustand verstanden werden

Die Ketose, ein physiologischer, normaler und gesunder Zustand bei Nahrungsverzicht, darf nicht mit einer Stoffwechselentgleisung verwechselt werden. Oft wird die Ketose mit einer Ketoazidose verwechselt. Die Ketoazidose ist ein pathologischer Zustand, der bei Diabetes und Alkoholmissbrauch auftritt und lebensbedrohlich werden kann. Bei einem unkontrollierten Diabetes Typ I kann die Konzentration von Ketonkörpern bis auf 25 mmol/L steigen, dann entsteht eine gefährliche Ketoazidose. Bei diesem Vorgang werden die Kompensationsmechanismen des Körpers überlastet, die sich normalerweise um das Säure-Basen-Gleichgewicht kümmern, und das Blut übersäuert. Wenn ein gesunder Mensch fastet oder sich sehr kohlenhydratarm ernährt, werden solche schädlichen Wert aber nicht erreicht und genau das ist der springende Punkt.

Die Ketoazidose ist im Grunde eine Form der sogenannten metabolischen Azidose, darunter versteht man eine metabolische, also stoffwechselbedingte Übersäuerung des Blutes, wobei der pH-Wert des Blutes unter 7,35 absinkt, dabei nehmen bedingt durch Stoffwechselstörung die Protonen bei betroffenen Personen zu.

Die metabolische Azidose ihrerseits wird durch eine verminderte Ausscheidung eben dieser Protonen oder aber auch einem starken Bicarbonat-Verlust verursacht und dabei kommt es zu einem erhöhten Anfall von Wasserstoff-Ionen. Man unterscheidet die diabetische Ketoazidose bei einem schlecht eingestellten Diabetes mellitus, die alkoholische Ketoazidose und die Laktatazidose.

Erweiterter Exkurs

Beim Diabetes mellitus Typ I findet man bei einem absoluten Insulinmangel vermehrt Ketonkörper im Urin (Ketonurie). Dieser Umstand beruht auf einer zu hohen Konzentration im Blut und genauso wie Glucose scheidet die Niere Ketonkörper bei einer erhöhten Blutkonzentration aus.

Der Grund für die gesteigerte Produktion der Ketonkörper ist bei diesem Krankheitsbild der Mangel an Insulin, obwohl ausreichend Glucose im Blut zu finden ist. Ohne das Insulin, das als Transporter dient, kann die Glucose aber nicht in die Zellen geschleust und dort genutzt werden. Dadurch entsteht trotz eines stark erhöhten Blutzuckerspiegels ein Mangel in den Zellen und dies wiederum führt zu einem Abbau von Fett aus den vorhandenen Depots zur Energiegewinnung, die sogenannte Lipolyse. Während also Insulin den Aufbau von Fettdepots stimuliert, fördert Insulinmangel die Lipolyse. Eine durch einen niedrigen Insulinspiegel induzierte Lipolyse ist typisch für den Hungerstoffwechsel.

Bei einer zu hohen Konzentration an Ketonkörpern im Blut sinkt dessen pH-Wert und es kommt zur Ketoazidose, welche im schlimmsten Fall zu einem ketoazidosischen Koma führt. Dies ist auch der Grund, warum eben nur beim Diabetes mellitus Typ I die Ketoazidose auftreten kann, da hier ein absoluter Insulinmangel herrscht. Beim Diabetes mellitus Typ 2 mit einem relativen Insulinmangel hat der Körper eine Insulinresistenz gebildet, wodurch vermehrt Insulin gebildet wird. Durch diese, wenn auch verringerte Insulinwirkung kann der Körper die Bildung von Ketonkörpern vermeiden.

Ein typisches Symptom für eine Ketoazidose ist der Aceton-Geruch (Nagellackentferner) in der Atemluft, da hier die Ketonkörper abgeatmet werden. Bei anhaltenden Hypoglykämien mit gleichzeitig erniedrigter Ketonkörperzahl im Blut muss hingegen an das Vorliegen einer Fettsäureoxidationsstörung gedacht werden. Ein gutes Beispiel hierfür ist ein Medium-Chain-Acyl-CoA-Dehydrogenase-Mangel.

Weitere Symptome der diabetischen Ketoazidose sind enorm erhöhte Blutzuckerwerte, die bereits erwähnte Ketonurie, das drastisch übersäuerte Blut, Emesis, Durst, Benommenheit, Bewusstseinsstörungen bis hin zum Coma diabeticum. Oftmals versuchen betroffene Menschen diesen Zustand mittels der Kussmaul-Atmung auszugleichen. Unter der Kussmaul-Atmung versteht man eine sehr tiefe und betonte Atmung. Sie wurde nach dem deutschen Arzt Adolf Kussmaul (1822-1902) benannt. Dabei versucht der Organismus durch eine maximale Abatmung des Kohlendioxids die Azidose zu limitieren.

Die Grundpfeiler der Therapie der diabetischen Azidose bestehen aus einer Volumensubstituierung und somit dem Flüssigkeitsersatz sowie der Gabe des Hormons Insulin. Die Schwere des Krankheitsbildes macht oft eine intensivmedizinische Überwachung und Behandlung unabdingbar. Auch muss hierbei berücksichtigt werden, dass es zu einer Verschiebung des Kaliumhaushaltes kommt, denn dieses wird nun durch die Insulinapplikation aus dem Extrazellularraum in die Zellen verschoben, so kann es aus einer ursprünglichen Hyperkaliämie zu einer Hypokaliämie. Von einer Hyperkaliämie spricht man ab einem Serumspiegel von 5,2 mmol/l und mehr, sie tritt niemals alleine auf, sondern stets im Kontext mit einer anderen Grunderkrankung. Sowohl die Hyperkaliämie als auch die Hypokaliämie können akut lebensbedrohlich sein. Die Warnsignale einer drohenden Hyperkaliämie sind eine typische Muskelschwäche, Parästhesien (Missempfindungen in den Extremitäten) und die pelzige Empfindung der Zunge. Im EKG hingegen äußert sich die Hyperkaliämie durch überhöhte, spitze T-Wellen und bei einem sehr hohen Kaliumspiegel mit Abflachung der P-Welle und R-Zacke, Verbreiterung des QRS-Komplexes, der S-Zacken und der T-Welle.

Ab einem Serumkaliumspiegel unter 3,6 mmol/l hingegen spricht man von einer Hypokaliämie, also eine Unterversorgung mit dem lebensnotwendigen Kalium. Die Symptome der Hypokaliämie reichen von einer muskulären Adynamie (dabei ist die Maximalform dieses Symptomes die Parese, also Lähmung), einer Reflexabschwächung, Lähmungen der glatten Muskulatur, EKG-Veränderungen, Herzrhythmusstörungen wie ventrikuläre Extrasystolen bis hin zum Kammerflimmern und einer Rhabdomyolyse, darunter versteht man in der Medizin die gewebliche Auflösung der quergestreiften Muskulatur, also ein Zerfall der Muskelfasern.

Bereits die geringste Menge Insulin macht die Ketose zunichte.

Es ist wichtig zu begreifen, wie fragil der Stoffwechselzustand der Ketose tatsächlich ist. Er kann durch die Gabe von Insulin oder Glucoserasch unterbunden werden. Gerade zu Beginn einer derartigen Ernährungsumstellung, wenn sich die Leber und die restlichen Organe gerade erst umstellen und lernen, Ketonkörper zu produzieren und zu verwenden. Eine Kohlenhydrataufnahme führt unweigerlich zu einer Insulinausschüttung, Insulin hemmt die Ketogenese und führt dazu, dass Ketonkörper mit dem Urin ausgeschieden werden. Auch eine hohe Menge an Protein führt zu einer Insulinausschüttung, hat aber keine ganz so starke Wirkung auf die Ketogenese. Denn bei der Proteinaufnahme wird zeitgleich Glukagon ausgeschüttet und Glukagon ist ein Insulin-Antagonist, also der Gegenspieler.

Ketose und Ketoazidose – ein gewaltiger Unterschied

Im Grunde kann ich es nicht oft genug sagen: Die Ketose hat nichts mit der Ketoazidose zu tun. Es gibt zwischen der Ketose und Ketoazidose einen gewaltigen Unterschied. Wenn Sie über eine intakte Bauchspeicheldrüse verfügen, dann brauchen Sie sich absolut keine Gedanken darüber zu machen, durch die Umstellung zu einer kohlenhydratarmen Ernährung in eine Übersäuerung ihres Blutes zu rutschen. Verfügt der Organismus über eine intakte Insulinausschüttung, ist eine Ketoazidose ausgeschlossen. Die gesamte Ketogenese wird durch eine sogenannte Feedback-Schleife reguliert. Steigen die Ketonwerte über ein kritisches Maß hinaus, dann schüttet der Organismus Insulin aus und daraus ergibt sich eine Hemmung der Ketonsynthese. Gerade zu Beginn habe ich die Konzentration der Ketonkörper im Blut relativ häufig gemessen. Die einfachste Methode ist das Messen mittels Teststreifen. Möchte man jedoch einen aussagekräftigen, genauen Wert ermitteln, kommt man nicht drum herum, die Konzentration im Blut zu messen. Dabei konnte ich folgende Beobachtungen machen:

Nach einem äußerst anstrengenden Arbeitstag lag die Konzentration im Blut bei etwa 2,5 bis 3,5 mmol/l. An freien Tagen, also an Tagen, an denen ich körperlich nicht viel arbeiten musste, lag die Konzentration bei 0,5 bis 3,0 mmol/l. Ebenso interessant war folgender Umstand: Je länger ich mich am Stück in der Ketose befand ohne einen Cheatday einzulegen, desto niedriger fiel die Konzentration im Blut aus. Eigentlich möchte man meinen, dass genau das Gegenteil der Fall sein müsste, doch dem ist überhaupt nicht so. Woran liegt das? Nun, ich vermute, dass mein Körper mit der Zeit einfach lernt, die Ketonkörper optimal als Energieträger zu nutzen. Diese Aussage deckt sich auch mit den Beobachtungen, die ich mittels Urin-Teststreifen machen konnte. Je länger ich mich ketogen ernährte, umso häufiger konnte ich lediglich eine milde Ketose mit einer Konzentration von 0,2 bis 0,5 mmol/l beobachten.

Ketonkörper transportieren Energie durch das Blut

Die kleinen Ketonkörper sind energiereiche Verbindungen. In Fett steckt auch viel, viel Energie. Aber was passiert eigentlich, wenn man Wasser und Fett miteinander mischen möchte? Nun, das klappt dann wohl nicht so ganz. Da unser Blut zu einem Großteil aus Wasser besteht, ist es auch eher eine schlechte Idee, darin Fett auflösen zu wollen, um Energie von A nach B zu transportieren. Deswegen wandelt die Leber das Fett erst in kleine Ketonkörper um. Die Betonung liegt hier auf klein, denn das ist unter anderem ein Grund, wieso Ketonkörper gut wasserlöslich sind. Im Gegensatz zu Fett können sie leicht mit dem Blut transportiert werden. In der Evolution des Menschen ermöglichte die Fähigkeit zur Ketogenese (Erzeugung von Ketonkörper) und Ketolyse (Verwertung von Ketonkörper) das Überleben in langen Hungerphasen, da dem immer größer werdenden Gehirn der menschlichen Vorfahren aus den Fettreserven eine Energiequelle zur Verfügung gestellt werden konnte.

5. Kapitel

Der Metabolismus im Kohlenhydrat-Modus

Widmen wir uns nun dem Kohlenhydrat-Stoffwechsel. Um zu verstehen, wie sich der Kohlenhydratstoffwechsel vom ketogenen Stoffwechsel unterscheidet, muss man den Kohlenhydrat-Modus zunächst einmal kennen und verstehen. Der durchschnittliche europäische Bürger unterliegt einem Kohlenhydrat-Stoffwechsel, der sich wie folgt unterteilen lässt:

- Abbau von Glucose zu Pyruvat zur Energiegewinnung, sprich Glykolyse
- Abbau von Glucose unter anderem zu Ribose-5-Phosphat und NADPH (Pentosephosphatweg)
- Aufbau von Glucose aus Pyruvat bei Nahrungskarenz (Gluconeogenese)
- Speicherung von Glucose in Glykogen (Glykogensynthese)
- Abbau der Glykogenspeicher, sprich Glykogenolyse

Abbau von Glucose zu Pyruvat zur Energiegewinnung (Glykolyse)

Die sogenannte Glykolyse ist der erste Schritt des Kohlenhydratstoffwechsels. Der Kohlenhydratstoffwechsel ist ein biochemischer Abbau-Weg, der ein Molekül Glucose in zwei Moleküle Pyruvat metabolisiert, also umwandelt. Dabei handelt es sich hierbei um einen wichtigen Vorgang in unserem Organismus, denn sämtliche Kohlenhydrate, auch jene guten, münden zuletzt, wenn auch an diversen Stellen, in die Glykolyse ein. Die Glykolyse findet im Zytosol einer Zelle statt. Als Zytosol (auch Cytosol) bezeichnet man die flüssigen Bestandteile des Cytoplasmas der eukaryotischen (also alle Zellen, die einen Zellkern besitzen) und prokaryotischen (solche, die keinen

Zellkern besitzen) Zellen. Die Glykolyse selbst kann seinerseits in zwei Schritte eingeteilt werden.

Im ersten Schritt findet gewissermaßen eine Vorbereitung statt. Es geschieht an dieser Stelle noch kein Prozess, der der Zelle unmittelbar nutzt. Die Zelle wendet zunächst ATP auf, um Glucose so zu modifizieren, dass Glycerinaldehyd-3-Phosphat entstehen kann. Dieses wird dann für den zweiten, entscheidenden Schritt benötigt.

Im zweiten Schritt der Glykolyse wird Glycerinaldehyd-3-Phosphat in mehreren Schritten zu Pyruvat abgebaut, jetzt werden ATP (und zwar doppelt so viel wie im ersten Schritt) und NADH gewonnen.

Der Pentosephosphat-Zyklus

Beim Pentosephosphat-Zyklus handelt es sich um einen von der Glucose ausgehender, der Glykolyse teilweise parallel geschalteter Stoffwechselvorgang, der diversen Funktionen dient:

- Es werden Pentosephosphate (insbesondere Ribose-5-Phosphate) für die Synthese von Nukleotiden bereitgestellt
- Es wird NADPH geschaffen, das in anderen Teilreaktionen des Stoffwechsels benötigt wird

Die Gluconeogenese

Die Gluconeogenese ist ein Stoffwechselweg, bei dem Glucose überwiegend in Leber und Nieren synthetisiert wird (Neusynthese). Das Nervensystem, die Erythrozyten und das Nierenmark sind auf Glucose als Energielieferanten angewiesen und auch im Falle einer Nahrungskarenz muss Glucose vorliegen. Dabei stellt das Nervensystem mit etwa 135 Gramm Glucose täglich den größten Glukose-Konsumenten in unserem Körper dar.

Speicherung von Glucose in Glykogen (Glykogensynthese)

Die Glykogensynthese ist ein biochemischer Prozess, der sich in der Zelle abspielt. Dabei wird Glucose zur speicherbaren Form Glykogen umgewandelt, Glykogen ist ein hoch verzweigtes Homoglykan. Homoglykane gehören zur Gruppe der Polysaccharide, bestehen aus gleichartigen Monosacchariden und sind glykosidisch miteinander verknüpft. Das bedeutet, dass eine glykosidische Bindung zwischen der in Form eines Halbacetals vorliegender Hydroxylgruppe (-OH) eines Saccharids und einer OH-Gruppe (O-glykosidische Bindung) oder NH2-Gruppe (N-glykosidische Bindung) eines anderen Moleküls entsteht. Zu den Homoglykanen gehören unter anderem Zellulose, Stärke und Glykogen. Der umgekehrte Vorgang der Glykogensynthese wird als Glykogenolyse bezeichnet. Die Glykogensynthese findet überwiegend in den Hepatozyten der Leber und in den Myozyten der Muskulatur statt, sie wird durch diverse Hormone maßgeblich stimuliert und somit gefördert. Somit ist die Glykogensynthese ein wichtiger Mechanismus bei der Regulierung des Blutglukosegehalts.

Abbau der Glykogenspeicher (Glykogenolyse)

Von besonderem Interesse für uns in der Ketose ist der Abbau der Glykogenspeicher in unserem Körper. Dieser Vorgang findet bei der Umstellung auf die KE statt – oder etwa nach einem Cheat- beziehungsweise Refeedday. Den physiologische Abbau von Glykogen zu Glukose-1-Phosphat und Glucose bezeichnet man als sogenannte Glykogenolyse. Den umgekehrten Prozess bezeichnet man als Glykogensynthese. Die Glykogenolyse dient unserem Organismus zum temporären Ausgleich fehlender Nahrungsglukose. Die Muskulatur nutzt dabei das selbst gespeicherte Glykogen selbst, unsere Leber ist jedoch dazu in der Lage, durch diesen Prozess auch extrahepatische Organe zu versorgen. Dabei dient ein vermehrter Energiebedarf unseres Körpers als Auslöser für die Glykogenolyse und der damit verbundenen Ausschüttung des Hormons Adrenalin. Insulin hemmt dagegen die Glykogenolyse.

Galaktose – fester Bestandteil des Kohlenhydrat-Stoffwechsels

Der Kohlenhydratstoffwechsel beinhaltet neben der Glucose unter anderem auch den Stoffwechsel von Fructose zu Galaktose. Galaktose ist ein natürlich vorkommendes Monosaccharid und sie ist ein wichtiger Metabolit im Kohlenhydrat-Stoffwechsel. Dabei wird die über die Ernährung aufgenommene Galaktose im Darm aufgenommen und über diverse enzymatische Schritte findet eine hepatische Verstoffwechslung statt – somit wird die Galaktose in den Kohlenhydratstoffwechsel mit eingebunden. Die Galaktose ist aber auch ein essenzieller Baustein für diverse Membranlipide, Cerebroside (im Myelin des Nervengewebes vorkommende Glycosphingolipide) und Ganglioside (eine im Nervensystem vorkommende Substanz, die zu den Sphingolipiden zählt). Die Galaktose kann auch aus Glucose synthetisiert werden. Unter bestimmten pathologischen Bedingungen können über diverse Mechanismen die kohlenhydratabbauenden Stoffwechselwege zum Erliegen kommen. Aktuell unterscheidet man in der Humanmedizin drei Formen der sogenannten Galaktosämie, sie ist gekennzeichnet durch das Vorliegen einer erhöhten Konzentration von Galaktose im Blut:

- Defekt der Galaktokinase
- Defekt der Galaktose-1-Phosphat-Uridyltransferase
- Defekt der UDP-Galaktose-4-Epimerase

Wenn wir uns nun vor Augen führen, wie wenig Kohlenhydrate unser Organismus im Verhältnis zu der oftmals zugeführten Menge für den reibungslosen Ablauf tatsächlich benötigt, so wird einem ganz schnell klar, warum unsere Gesellschaft zum Dickwerden neigt. Kohlenhydrate werden im Metabolismus gespalten, sie werden mithilfe der Dünndarmwand aufgenommen, dadurch gelangen sie über die Blutbahn in die Körperzellen. Aber alle Zuckermoleküle, die unser Organismus nicht zum Energiegewinn benötigt, werden augenblicklich zu Fettmolekülen verstoffwechselt – oder aber sie liegen in gespeicherter Form in Leber und Muskulatur vor. Alle Endprodukte des

Kohlenhydratstoffwechsels werden letzten Endes über die Ausscheidungswege vom Körper entsorgt.

Dabei kann man feststellen, dass das Stuhlvolumen durch hochwertige, kohlenhydratarme Ernährung deutlich minimiert wird. Isst man hingegen Burger, Pommes und andere ungesunde Nettigkeiten, wird das Stuhlvolumen deutlich erhöht. Im Umkehrschluss bedeutet dies: Wenn wir uns gesund ernähren, dann bleiben dem Körper nur wenige Abfallstoffe, die er entsorgen muss. Ernähren wir uns hingegen ungesund, so steigt natürlich auch zeitgleich die Menge an zu entsorgenden Stoffwechselendprodukten. Im Umkehrschluss bedeutet dies wiederum, dass – wenn wir uns gesund ernähren – bei der Verstoffwechselung weniger Abbauprodukte anfallen, als dies bei einer ungesunden Ernährungsweise der Fall ist. Und eben diese anfallenden Abbauprodukte belasten unsere Körper zusätzlich.

Der Kohlenhydratstoffwechsel macht Adipositas erst möglich

Es ist ein Fakt, dass der Kohlenhydrat-Stoffwechsel Adipositas erst möglich macht. Laut der DAG (Deutsche Adipositas Gesellschaft) versteht man unter dem Begriff Adipositas eine über das Normalmaß hinausgehende Vermehrung des Körperfetts. Die Berechnungsgrundlage für die Gewichtsklassifikation ist der Körpermasseindex (BMI Body Mass Index). Der BMI ist der Quotient aus Gewicht und Körpergröße zum Quadrat (kg/m^2).

Folgende Schweregrade unterscheidet man hierbei (Quelle: DAG):

- Übergewicht ab einem BMI von 25.0 und mehr
- Präadipositas: 25 – 29,9
- Adipositas Grad I: 30 – 34,9
- Adipositas Grad II: 35 – 39,9
- Adipositas Grad III: ab einem BMI von 40 und mehr

Dabei steigt verständlicherweise das Risiko für Begleiterscheinungen des Übergewichts exponentiell mit dem Schweregrad der Erkrankung. Aber auch das Fettverteilungsmuster bestimmt das metabolische und kardiovaskuläre Gesundheitsrisiko.

Immer mehr Menschen in Europa sind fettleibig

Adipositas birgt nachweislich ein enormes Risiko für unsere Gesundheit. Ich glaube, es gibt weltweit keinen einzigen Fall von Adipositas, bei dem nicht gleichzeitig auch Erkrankungen des Herz-Kreislaufsystems und des Bewegungsapparates auftreten. Die überzähligen Pfunde ziehen den gesamten Organismus mit in Leidenschaft, gleichzeitig steigt das Risiko, an Diabetes mellitus zu erkranken, exponentiell an. Die DGA geht aktuell davon aus, dass momentan rund 16 Millionen Menschen alleine in Deutschland an Adipositas leiden – und damit meine ich nicht normales Übergewicht, sondern richtige, pathologische Fettleibigkeit. Adipositas wird zunehmen, aber auch zu einem wirtschaftlichen Problem, denn die Kosten von Folgeerkrankungen sind mit 20 Milliarden Euro höher als die Kosten, die beispielsweise durch Alkohol-Abusus oder Tabak verursacht werden. Ein Umstand, der uns wirklich hellhörig machen sollte. Aber damit nicht genug. Ich habe noch mehr schlechte Nachrichten: Adipositas macht auch vor unseren Kindern nicht halt. So steigt die Anzahl von Kindern und Jugendlichen, die an Adipositas leiden, rasant an. Sicherlich spielt die genetische Veranlagung auch eine Rolle, aber unsere Ernährungsweise ist ebenso ein nicht zu unterschätzender Faktor und es scheint, als würden wir sogar derart schlechte Eigenschaften hereditär unseren Nachkommen mit auf den Weg geben. Wenn Kinder bereits vor der Pubertät an Adipositas leiden, dann haben sie ein ebenso hohes Risiko, auch als Erwachsene adipös zu sein und somit frühzeitig diverse Folgeerkrankungen zu entwickeln. Je ausgeprägter dabei das Übergewicht ist und je länger es besteht, desto größer sind auch die körperlichen Beschwerden, ganz zu schweigen von den sozialen Folgen einer derartigen Erkrankung wie Adipositas.

Faktoren, die Adipositas begünstigen können, sind:

- Fehl- und Überernährung
- Bewegungsmangel
- diverse sozio-kulturelle Faktoren
- genetische Faktoren
- Folge anderer Erkrankungen
- Nebenwirkungen von Medikamenten (zum Beispiel Insulin, Antidepressiva, Neuroleptika etc.)
- mindere Nahrungsqualität

Die Folgen für Menschen, die an Adipositas erkranken, sind gravierend:

- Entwicklung von Herz-Kreislauferkrankungen
- Diabetes mellitus
- Fettstoffwechselstörungen
- arterielle Hypertonie
- Metabolisches Syndrom
- verfrühter Tod
- Herzinfarkte
- Schlaganfälle
- Arteriosklerose
- Brustkrebs
- Arthrose
- degenerative Wirbelsäulenerkrankungen
- Erkrankungen der Gallenblase
- Gicht
- obstruktives Schlafapnoe-Syndrom
- Minderung der kognitiven Leistungsfähigkeit
- Begünstigung für demenzielle Erkrankungen einschließlich der Alzheimer-Krankheit
- seelische Folgen
- soziale Isolation

6. Kapitel

Die bittersüße Zucker-Falle

Kohlenhydrate und somit auch Zucker prägen heutzutage in zunehmendem Maße die Lebensmittelindustrie der westlichen Gesellschaft. Der Konsum von raffiniertem Zucker ist zu einem Milliardengeschäft für die Lebensmittelindustrie geworden und die Tendenz des Zucker-Konsums ohne Grenzen ist weiterhin (alarmierend) steigend. Gleichzeitig steigt die Zahl der »Wohlstandserkrankungen« wie Diabetes mellitus, Hypertonie, Adipositas und Co. in einem höchst erstaunlichen Maße – ein Umstand, der uns eigentlich hellhörig machen müsste. Die Folgen der daraus resultierenden Erkrankungen in der Folge sind immens und sie verursachen in unserem Gesundheitssystem ebenso enorme Kosten. Doch es scheint, als würde man dies stillschweigend hinnehmen und die kompensatorischen Mechanismen heißen nicht etwa Öffentlichkeitsarbeit und Aufklärung, sondern eine stetige Erhöhung der Kassenbeiträge.

Es gibt kaum noch industriell verarbeitete Lebensmittel, die ohne Zucker auskommen. Dabei liegt der Zucker in den unterschiedlichsten Formen vor und viele Verbraucher wissen nicht einmal, dass es sich um eine Form des Zuckers handelt. Ein Skandal, wie ich finde: Wenn ich als Verbraucher Marmelade, Kuchen, Kekse und Gelee kaufe, so handle ich eigenverantwortlich, denn mir ist ja klar, dass es sich hierbei um Zuckerbomben handelt.

Aber warum um Himmels Willen muss in jedem Produkt derart viel Zucker verarbeitet sein? Die Menge an beigemischtem Zucker in unterschiedlichster Form ist erschreckend hoch und auf den ersten Blick überhaupt nicht ersichtlich. Erst die Zutatenliste offenbart die harten Fakten. Fertigprodukte und Konservendosen ohne Zucker? Aktuell unmöglich ... Diese fatale Entwicklung führt innerhalb unserer Gesellschaft zu wirklich großen Problemen. An jeder Ecke finden wir Fastfood-Restaurants und die Zahl der Diabetiker steigt jährlich an. Aber auch die Anzahl der an Adipositas und Hypertonie erkrankten Menschen steigt in Deutschland nach amerikanischem Vorbild rapide an. Die Folgen für unser Gesundheitssystem sind gravierend und wir brauchen uns nicht zu wundern, dass die Kassenbeiträge ständig steigen.

Die vielen Gesichter des Zuckers

Es ist kein Geheimnis, dass der Zuckergehalt in Lebensmitteln offensichtlich immer häufiger vor dem Konsumenten versteckt werden soll. Sind Sie bereit für ein Experiment? Wenn Sie sich die Inhaltsstoffe von Ihren Lebensmitteln genauer anschauen, so werden Sie unweigerlich feststellen, dass Zucker nicht immer als solcher deklariert wird. Oftmals handelt es sich um Bezeichnungen, die weniger einschüchternd klingen wie beispielsweise Saccharose oder Gluosesirup – doch ist beides nicht minder schädlich als Haushaltszucker.

Andere Bezeichnungen für Zucker können beispielsweise sein:

- Saccharose
- Molkenpulver/Süßmolkenpulver
- Dextrose
- Raffinose
- Glucose
- Fructose
- Fructosesirup
- Glucosesirup
- Karamellsirup
- Laktose
- Maltose
- Dextrose
- Süßmolkenpulver
- Malzextrakt
- Gerstenmalz
- Dextrin
- Maltodextrin

- Stärkesirup
- Weizendextrin

Die Auflistung hat nicht den Anspruch, vollständig zu sein, allerdings wird hier verdeutlicht, wie man versucht die Bezeichnung »Zucker« zu umgehen – und das mit gutem Grund.

Viele Lebensmittelhersteller werben gerne mit Slogans wie »ohne Zusatz von Zucker« oder »enthält reinen Traubenzucker«. Auch Lactose, Fructose und Maltose werden in großem Stile unseren Lebensmitteln zugesetzt. Und ob es sich nun um Fructose, Maltose oder Lactose handelt: Am Ende spielt es überhaupt keine Rolle, denn unser Organismus macht da im Grunde keinen großen Unterschied: Zucker ist und bleibt Zucker.

Grundsätzlich wird Zucker in unserem Organismus in unterschiedlicher Geschwindigkeit absorbiert und metabolisiert. Am Ende findet jedes noch so kleine Zuckermolekül seinen Weg in den Blutkreislauf und sorgt damit für einen mehr oder weniger raschen Anstieg des Blutzuckerspiegels. Und dieser Blutzuckerspiegel müsste streng genommen zur Gesunderhaltung unseres Körpers in sehr engen Grenzen gehalten werden. Unumstritten ist die Tatsache, dass sich ein zu hoher Blutzuckerspiegel (Hyperglykämie) toxisch und somit schädlich auf unseren gesamten Körper auswirkt. Und auch das genaue Gegenteil, die Hypoglykämie (Unterzuckerung), wird für den Organismus zu einem Problem.

Erweiterter Exkurs

Von einer Hyperglykämie spricht man definitionsgemäß bei einem Nüchtern-Glukosegehalt von mehr als 100 mg/dl oder 5,5 mmol/l beziehungsweise 140 mg/dl (7,8 mmol/l) zwei Stunden postprandial (nach einer Mahlzeit). Der erhöhte Blutzuckerspiegel ist das Leitsymptom des Diabetes mellitus. Der erhöhte Blutzuckerspiegel nach einer Mahlzeit hingegen ist nicht pathologisch, sondern physiologisch. Der gesunde Organismus hält diese Schwankungen jedoch innerhalb eines ganz bestimmten Rahmens. Es gibt diverse Mecha-

nismen, die für eine Hyperglykämie verantwortlich sind: periphere Insulinresistenzen (Diabetes mellitus Typ II), verminderte oder fehlende Insulinausschüttung (Diabetes mellitus Typ I), vermehrte Ausschüttung bestimmter Hormone wie beispielsweise Glukagon, Somatotropin, Adrenalin und Noradrenalin (allesamt steigern den Blutzuckerspiegel), Hypercortisolismus und zuletzt die Hyperthyreose (erhöhte Schilddrüsenhormonwerte). Die Hyperglykämie kann auch im Rahmen ganz bestimmter Grunderkrankungen auftreten, dazu gehören zum Beispiel Akromegalie, Morbus Basedow und Hirntumore, um nur einige zu nennen. Die Symptome der Hyperglykämie sind dabei Exsikkose, Nausea, Emesis, Durstgefühl, Polyurie, Glukosurie und Bewusstseinstrübungen. Auch lässt sich eine pathologische (!) Ketonurie beobachten.

Als Hypoglykämie bezeichnet man hingegen eine pathologische Absenkung des Blutzuckerspiegels von 60 mg/dl oder 3,3 mmol/l und weniger. An dieser Stelle sei gesagt, dass im Kindesalter jedoch andere Richtwerte gelten. Man kann nach dem Zeitpunkt des Auftretens folgende Formen unterscheiden: Nüchternhypoglykämie und die postprandiale Hypoglykämie. Auch Im Rahmen anderer Grunderkrankungen kann es, ähnlich wie bei der Hyperglykämie, zu einer Hypoglykömie kommen. Die Symptome sind abhängig vom Schweregrad der Unterzuckerung und man unterscheidet autonome (adrenerge) Zeichen, neuroglykopenische Zeichen und unspezifische Zeichen. Die Symptome reichen von übermäßigem Schwitzen, über Benommenheit, Desorientierung, Parästhesien, Epilepsie, Koma und Nausea bis hin zu Kopfschmerzen, Sehstörungen, Aphasien und Vertigo.

Die Evolution des Menschen hat uns das Insulin in die Wiege gelegt. Insulin ist der Antagonist des Glukagons und es fungiert in unserem Körper als sogenanntes Speicherhormon – und genau darin liegt im Grunde das Problem. Die hohen Konzentrationen an Zucker führen dazu, dass immer mehr Insulin ausgeschüttet werden muss und das bedeutet gleichzeitig, dass die Glucose irgendwo im Körper hin muss, Glucose da sie sich nicht dauerhaft im Gefäßsystem aufhalten kann. Was macht also unser Organismus damit? Richtig, Sie haben es bereits erraten: Der Zucker wird als äußerst unschönes Höckerchen in unseren Fettreserven deponiert, sobald die Speicher von Muskulatur und Leber voll sind.

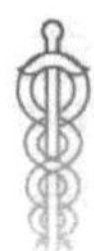

Erweiterter Exkurs

Der Schlüssel zum Verständnis: das Insulin

Schauen wir uns einmal das Insulin etwas näher und differenzierter an. Insulin ist ein sogenanntes Peptidhormon und es reguliert die Aufnahme von Glucose in Körperzellen. Insulin hat wie bereits erwähnt eine blutzuckersenkende Wirkung und es ist der natürlich Gegenspieler (Antagonist) des Glucagons. Bei der Therapie des Diabetes mellitus spielt Insulin eine wesentliche Rolle. Der Name »Insulin« stammt von den Inselzellen der Bauchspeicheldrüsen (Pankreas), in denen das Insulin synthetisiert wird. Es waren die Forscher Frederick Bantin und Charles Best an der Universität in Toronto, die im Jahre 1921 erstmalig Insulin aus Pankreasgewebe extrahieren konnten. 1923 wurde erstes tierisches Insulin aus Schweinen und Rindern eingesetzt und im selben Jahr erhielt Banting zusammen mit John MacLeod den Nobelpreis für Physiologie oder Medizin.

Insulin ist ein Makromolekül und es besteht aus zwei längeren Polypeptiden, einer A-Kette mit 21 und einer B-Kette mit 30 Aminosäuren. Verbunden sind die beiden Ketten durch zwei Disulfidbrücken. Die dritte Disulfidbrücke besteht innerhalb der A-Kette und sie dient im Grunde der Stabilisierung der Raumstruktur.

Ein steigender Blutzuckerspiegel ist der wichtigste Schlüsselreiz und somit Sekretionsreiz für unseren Organismus, ab etwa 4 mmol Glucose pro Liter Blut wird das wertvolle Hormon ausgeschüttet. Die Insulinausschüttung erfolgt interessanterweise dabei nicht linear, sondern vielmehr oszillierend. Alle drei bis sechs Minuten wird dabei Insulin in die Blutbahn gegeben. Und schauen wir uns einmal an, was das Insulin alles so kann:

- *Insulin beschleunigt die Aufnahme von Glucose in Muskel- und Fettzellen*
- *ebenso wird die Aufnahme von Kalium und Aminosäuren beschleunigt*
- *Insulin hemmt die hepatische Gluconeogenese (also die Neubildung von Glukose)*
- *Insulin hemmt die Proteolyse (also den Abbau von Proteinen)*
- *Insulin hemmt den Abbau von Glykogen zu Glukose-1-Phosphat und Glucose (Glykogenolyse)*
- *Insulin führt zu einer Speicherung von Aminosäuren in der Muskulatur*
- *Insulin reguliert das Zellwachstum und die Proliferation (darunter versteht man das schnelle Wachstum beziehungsweise die Vermehrung oder Wucherung eines Gewebes)*

Sie sehen, Insulin hat in unserem Körper ganz viele wichtige Aufgaben und je häufiger wir zu gezuckerten Produkten greifen, desto häufiger greifen wir in diese regulatorischen Mechanismen ein. Wird der gesamte Tagesablauf durch ein Auf und Ab des Blutzuckerspiegels bestimmt, kann dies auf Dauer nicht gesund sein und über kurz oder lang muss dies zu gesundheitlichen Problemen führen.

Zucker macht nicht nur fett und träge, es führt unweigerlich auch zur Hypertonie

Zucker macht uns definitiv dick und Ursache hierfür ist die damit verbundene Insulinausschüttung nach dem Verzehr. Aber damit nicht genug: Der ein oder andere von uns hätte keine Probleme damit, einfach etwas stämmiger gebaut zu sein. Aber leider bleibt es nicht nur bei einer Gewichtszunahme. Denn Zucker sorgt langfristig dafür, dass wir an einem krankhaften Blutdruckanstieg leiden und somit eine Hypertonie entwickeln. Oftmals bezeichnet man den Bluthochdruck als Hypertonie, medizinisch korrekt wäre allerdings arterielle Hypertonie, denn man unterscheidet in der Humanmedizin die arterielle Hypertonie, die pulmonale Hypertonie und die portale

Hypertonie. Wenn ich in diesem Kontext von der Hypertonie spreche, so meine ich selbstverständlich stets die arterielle Hypertonie.

Unter der (arteriellen) Hypertonie versteht man einen pathologischen Zustand, bei dem eine dauerhafte und situationsunabhängige Erhöhung des arteriellen Blutdruckes über die physiologische Norm hinaus festzustellen ist. Das Gegenteil der Hypertonie ist die sogenannte Hypotonie.

Erweiterter Exkurs

Der arterielle Blutdruck wird durch zwei Werte bestimmt, die Systole und die Diastole. Die Systole ist genauso wie die Diastole ein Teil des Herzzyklus. Es ist die Anspannungs- und dadurch die Blut-Ausströmungsphase des Herzzyklus. Die Diastole hingegen ist die Erschlaffungsphase des Herzens und somit die Blut-Einströmungsphase. Bei der Systole wird das Blut aus dem rechten und linken Ventrikel also herausgepresst und gleichzeitig beschreibt die Systole die Pumpleistung des Herzens. Sie bestimmt ebenso den Puls und die Pulsamplitude (Differenz zwischen dem Spitzendruck der Systole und dem Minimaldruck am Ende der Diastole). Steigt der systolische Wert dauerhaft über 140 mmHg und der diastolische Wert dauerhaft über 90 mmHg, so liegt im medizinischen Sinne eine Hypertonie vor. Gemessen an ihren Folgeerkrankungen ist die Hypertonie eine der tödlichsten Erkrankungen unserer Zivilisation. An den Folgen der Hypertonie sterben alleine in Deutschland jährlich Hunderttausende. Dabei kann es sogar vorkommen, dass die Hypertonie selbst überhaupt keine Symptome bis auf gelegentlichen Schwindel und Kopfschmerz verursacht. Oftmals bekommen Betroffene zuerst die Folgen des Hochdruckes zu spüren. Die Palette reicht dabei vom Myokardinfarkt, Insult, Angina pectoris, Dyspnoe, Niereninsuffizienz bis hin zu Sehstörungen. Kommt es im akuten Fall zu einer massiven Erhöhung der Blutdruckwerte auf über 230/130 mmHg so handelt es sich um einen hypertensiven Notfall und es besteht akute Lebensgefahr. Die Zahl jener Patienten, die aufgrund einer hypertensiven Krise in unseren zentralen Patientenaufnahmen landen, ist ehrlich gesagt erschre-

ckend hoch. Von einer primären Hypertonie spricht man, wenn keine erkennbare Ursache vorliegt. Man bezeichnet diese Form auch als essenzielle Hypertonie. Von einer sekundären Hypertonie spricht man hingegen, wenn dem Bluthochdruck eine andere Erkrankung zugrunde liegt, wie dies zum Beispiel bei der renalen Hypertonie der Fall ist.

Doch das ist ja noch längst nicht alles, denn der Zucker-Horror geht sogar noch einen Schritt weiter. Ein dauerhafter Insulinspiegel, verursacht durch einen ständigen und zügellosen Zuckerkonsum, kann unter Umständen zu einem sogenannten Hyperinsulinismus und damit zu einer Insulinresistenz führen. Die Folgen sind dann fatal, es kommt zu einer verminderten Wirksamkeit des Insulins und letztlich entwickelt man dann noch obendrein einen Diabetes mellitus – mit all seinen Folgen und Komplikationen. Schöne, bittersüße Zuckerwelt, nicht wahr?

Als ich noch nichts mit der Gesundheits- und Altenpflege zu tun hatte, dachte ich stets, Diabetes sei eine harmlose Erkrankung, die richtig eingestellt keine Probleme macht. Heute sehe ich dies allerdings ein wenig differenzierter. Mir ist bewusst geworden, welch gravierendes Krankheitsbild der Diabetes mellitus darstellt. Und noch schlimmer finde ich eigentlich die Tatsache, dass die Patienten immer jünger werden. Neben Adipositas und Diabetes mellitus gibt es noch weitere zahlreiche Erkrankungen, die auf unseren krankhaften Zuckerkonsum zurückzuführen sind. Darunter fallen Herz- und Gefäßerkrankungen wie etwa die pAVK (peripher arterielle Verschlusskrankheit), Arteriosklerose, Erkrankungen des rheumatischen Formenkreises, Fibromyalgien und entzündliche Prozesse. Aber damit noch nicht genug, allen Anschein nach lehne ich mich nicht zu weit aus dem Fenster, wenn ich behaupte, dass Zucker demenzielle Erkrankungen und Alzheimer indirekt durch eine hohe und permanente Insulinausschüttung begünstigt, wenn nicht sogar erst entstehen lässt.

Und obwohl bereits seit vielen Jahren unter den Experten bekannt ist, dass all diese aufgeführten pathologischen Veränderungen mitunter durch den stetig steigenden Zuckerkonsum verursacht werden, wird meiner Meinung im Grunde überhaupt nichts unternommen, um dies zu unterbinden. Wir leben in einer verantwortungslosen Gesellschaft und es ist an der Zeit, endlich aufzustehen und etwas dagegen zu tun. Kein Mediziner wird dies bestreiten können und wir können nun mit dem Finger auf die Lebensmittelindustrie zeigen und den Schuldigen ausmachen. Aber das wird uns nicht wirklich weiterbringen. Vielmehr möchte ich an Ihren gesunden Menschenverstand und Ihr Gewissen appellieren. Isolierte, raffinierte Fructose ist eben nicht das Gleiche wie herrlich schmeckendes und duftendes, süßes Obst.

Aus Zucker wird Gift

Bei meinen Recherchen zu diesem Buch bin ich wiederholt auf Menschen gestoßen, die behaupten, dass Zucker im Grunde eine toxische Wirkung auf unseren Organismus hat und somit ein Gift ist. Doch wie kommen diese Menschen überhaupt darauf, so etwas ernsthaft zu behaupten? Ich glaube kaum, dass Sie sich jemals beim Kuchenessen Gedanken darüber gemacht haben, wie viel (toxisch wirkenden) Zucker sie mit jedem Bissen aufnehmen, oder? Nun, stellen wir uns an dieser Stelle einmal die Frage, wie ein Gift überhaupt definiert wird:

»Als Gift oder auch Giftstoff bezeichnet man einen Stoff, der Lebewesen über ihre Stoffwechselvorgänge, durch Berührung oder Eindringen in den Organismus ab einer bestimmten, geringen Dosis einen Schaden zufügen kann. Ein allgemein in der Natur wirksamer schädlicher Stoff wird Umweltgift genannt. Mit der Zunahme der Expositionsmenge eines Wirkstoffes steigt die Wahrscheinlichkeit, dass Gesundheitsschäden durch eine Intoxikation (Vergiftung) auftreten. Ab einem bestimmten Dosisbereich ist somit nahezu jeder Stoff als toxisch einzustufen.«

(Zitat aus Wikipedia, Stichwort »Gift«)

Streng genommen kann ich der Behauptung, Zucker sei ein Gift, nicht uneingeschränkt zustimmen. Allerdings ist es vollkommend richtig zu behaupten, dass eben die Dosis maßgeblich ist und somit das Gift macht. Ein Teelöffel handelsüblicher Rohrzucker kann durchaus alle Merkmale einer toxisch wirkenden Substanz aufweisen, allerdings wissen wir auch, dass ein Teelöffel Zucker noch niemanden umgebracht hat und für unseren Organismus kein Problem darstellt. Aber es ist vollkommend richtig zu behaupten, dass Zucker durchaus über das Potenzial verfügt, für unseren Organismus gefährlich zu werden.

Ab wann ist Zucker denn nun ungesund und gefährlich?

Ich werde nicht behaupten, dass Zucker ab einer Konzentration von XY gefährlich für uns wird. Es gibt aber auch empfohlene Richtwerte für eine ausgewogene (kohlenhydratreiche) Ernährung.

Die DGE empfiehlt aktuell 150 Gramm Kohlenhydrate für einen erwachsenen Menschen. Der Wert ist natürlich relativ und dabei handelt es sich lediglich um einen Richtwert, an dem man sich orientieren kann. Diese 150 Gramm Kohlenhydrate sollten dabei gesund sein, sprich Kohlenhydrate in Form von Obst und Gemüse. In der ketogenen Küche ist dieser Wert allerdings ein absolutes No-Go, denn Ziel der ketogenen Küche ist ja schließlich die Ketogenese und diese wird bei der Menge an Kohlenhydraten nicht zum Ziel führen.

Es ist längst bewiesen, dass Zucker innerhalb kürzester Zeit die Darmflora zerstören kann. Zucker beeinflusst sogar maßgeblich die Leistungsfähigkeit unseres Immunsystems, bereits die täglich verzehrte Durchschnittsmenge eines Erwachsenen reicht dafür aus, unser Immunsystem deutlich zu schwächen. Bakterien, Viren, Pilze und Parasiten haben dann ein relativ leichtes Spiel. Wenn Sie einen Apfel essen, dann essen Sie nicht nur Fructose, sondern Sie nehmen gleichzeitig Ballaststoffe, Vitamine und reichlich Mineralien zu sich. Alle Komponenten werden von unserem Körper zur Gesunderhaltung benötigt. Essen Sie jedoch ein Stück Schwarzwälder-Kirschtorte, dann führen Sie ihrem Körper nichts Anderes zu als industriell verarbeiteten Zucker – ohne Ballaststoffe, ohne Vitamine und ohne Mineralien und Spurenelemente. Das Einzige, was industriell gefertigter Zucker zu bieten hat, sind Kohlenhydrate in Hülle und Fülle. Nicht nur, dass sie uns dick machen, sie machen uns auch noch krank. Natürlich geschieht dies nicht sofort, sonst würde doch niemand so etwas essen wollen. Verstehen Sie mich an dieser Stelle nicht falsch, ich verteufle nicht generell alle Kohlenhydrate. Auch ich freue mich über ein Stück Schwarzwälder-Kirschtorte an meinem Geburtstag – aber eben in Maßen und eben zu besonderen Anlässen oder an einem Cheatday. Hierin liegt der feinen Unterschied.

Aber Zucker macht nicht nur krank und führt bereits bei unseren Kleinsten zu Karies. Dauerhaft ist Zucker sogar in der Lage, einen Vitamin- und Mineralstoffmangel zu verursachen, denn um den Zucker wieder loszuwerden, greift unser Organismus zu seinen eigenen Vorräten an Vitaminen, Mineralien und Spurenelemente. Dauerhafter Konsum führt somit unweigerlich zu einer Unterversorgung dringend benötigter Substanzen.

Zucker ist für den Organismus wesentlich gefährlicher als Salz

Jeder von uns hat irgendwann schon einmal gehört, das Salz (Natrium) gefährlich sein kann, wenn es im Übermaß konsumiert wird. Natrium ist ein sehr wichtiger Mineralstoff, der dringend zum Leben benötigt wird.

Tatsächlich ist es aufgrund der osmotischen Wirkung des Salzes im Körper möglich, sich mit Salz regelrecht zu vergiften. Ein Übermaß an Natrium führt in den Zellen zu einer Schieflage des Wasserhaushaltes. Die Menge, bei der die Hälfte der Personen bereits an einer Salzintoxikation sterben würden, beträgt etwa drei Gramm pro Kilogramm Körpergewicht. Doch haben Sie jemals etwas davon gehört, dass Zucker wesentlich gefährlicher als Salz sein kann? Nein? Sehen Sie, ich auch nicht. Im Zusammenhang mit diversen Volkskrankheiten ist immer wieder von einer überhöhten Kochsalzzufuhr die Rede. Doch niemals ist die Rede davon, dass Zucker in Fertigprodukten höchst wahrscheinlich einen wesentlich größeren Einfluss auf den

Blutdruck als Salz aufweist. Es scheint so, also würden Menschen, die ihre tägliche Kalorienaufnahme aus Zucker bestreiten, wesentlich häufiger an Herz-Kreislauf-Problemen versterben als andere, die deutlich weniger Zucker aufnehmen. Die Grundlage für diese Behauptung sind die erstaunlichen Untersuchungen der US-amerikanischen Ärzte Dr. James Di Nicolantonio (America Heart Institute) und Dr. Sean C. Lucan (Albert Einstein College of Medicine). Man kann also durchaus behaupten, dass der Zuckerkonsum deutlich gefährlicher ist als ein übermäßiger Salzkonsum. Unsere Regulationsmechanismen kommen mit einem Überangebot an Salz deutlich besser zurecht, als dies bei einem Überangebot mit Zucker der Fall ist.

Was mich im Grunde am allermeisten stört, ist jedoch die Tatsache, dass im Grunde weniger als ein Viertel tatsächlich als Haushaltszucker konsumiert wird. Der große Anteil befindet sich in Lebensmitteln, in denen man es nicht unbedingt vermuten sollte: Brot, Schinken, Aufstriche, Wurstwaren aller Art und in einem besonderen Maße in Convenience-Produkten. Als Convenience-Produkte bezeichnet man Lebensmittel, bci denen der Hersteller bestimmte Be- und Verarbeitungsstufen übernimmt, um die Zubereitung beim Endverbraucher zu erleichtern. Ein Fertiggericht ist das Paradebeispiel für ein Convenience-Produkt, denn dieses wird nur noch in der Mikrowelle erhitzt.

Oder würden Sie vermuten, dass sich in Ihrem geliebten bayrischen Leberkäs auch Zucker in Form von Dextrose befindet? Oder mal anders herumgefragt: Würde der Leberkäs ohne Dextrose wirklich weniger gut schmecken oder gar ungenießbar sein? Absurd, nicht wahr?

Die Frage, die sich mir an dieser Stelle unweigerlich stellt: Wie stark ist Zucker nun tatsächlich in unserer westlichen Welt verankert? Warum werden unsere Kinder immer unruhiger, je mehr Süßes sie von uns bekommen? Ist die süße Belohnung am Ende eine bittere Bestrafung? Wie trägt Zucker dazu bei, dass wir immer vergesslicher werden? Ich bin kein Anhänger von Verschwörungstheorien.

Aber, wussten Sie, ...

- o dass alleine in Mexiko jährlich über 100.000 Menschen an Diabetes mellitus sterben?
- o dass ein Glas Orangensaft bereits etwa 20 Gramm Zucker enthält?
- o dass in 100 Gramm Nutella 55,90 Gramm Zucker enthalten sind?
- o dass ein deutsches Kind durchschnittlich pro Jahr 50,9 kg Zucker zu sich nimmt, also deutlich mehr als das eigene Körpergewicht?
- o dass es tatsächlich eine internationale Zuckerorganisation gibt, die es sich zum Ziel gemacht hat, den jährlichen Zuckerkonsum pro Kopf zu steigern?
- o dass sogar in diversen Diätlebensmitteln von namhaften Herstellern Zucker verarbeitet wird?
- o dass übermäßiger Zuckerverzehr Ihre Haut altern lässt? Der Zucker bindet an das Kollagen an und dadurch wird zum einen die natürliche Elastizität herabgesenkt und zum anderen entstehen dadurch erst all diese unschönen Falten!
- o dass Zucker abhängig macht? Ja richtig, Zucker macht wie Nikotin, Cannabis und Koks abhängig und damit meine ich nicht nur eine Abhängigkeit auf emotionaler Ebene, sondern auch die physische Abhängigkeit.
- o dass raffinierter Zucker keinen Nährwert besitzt, sondern lediglich aus leeren Kalorien besteht?
- o dass Zucker die Effizienz reduziert, mit der unser Immunsystem Krankheiten abwehrt?
- o dass Zuckerersatzstoffe nicht minder gefährlich sind? Ja richtig, Aspartame und Co. sind mindestens genauso schädlich wie Zucker. Sucralose, also die Basis für bestimmte Süßungsmittel, wurde ursprünglich als Insektizid entwickelt.

Nun, die Liste ließe sich tatsächlich unendlich weiter fortsetzen. Doch natürlich soll an dieser Stelle auch nicht unerwähnt bleiben, dass Zucker auch Gutes bewirken kann. In manchen Fällen wird Zucker sogar zur Wundheilung, insbesondere bei Brandwunden, eingesetzt und lokal angewendet kann Zucker sogar vor exogenen Infektionen schützen. Dies ist auch der Grund, wieso Marmelade mit sehr viel Zucker gekocht und dadurch sehr lange haltbar gemacht wird. Zucker kann durchaus konservieren und unerwünschte Mikroorganismen abtöten.

Das unstillbare Verlangen nach Zucker

Und woher kommt nun dieses schier unstillbare Verlangen nach Zucker und wieso macht uns Zucker abhängig? Nun, hier kommen wohl mehrere Komponenten zusammen. Die Vorliebe für Süßes scheint irgendwie angeboren zu sein, denn schon unsere Kleinsten reagieren auf etwas Süßes mit einem Lächeln. Und unsere Vorfahren, von denen ja immer noch reichlich auch in Ihnen und in mir steckt, haben bereits früh gelernt, dass etwas Süßes in den allermeisten Fällen nichts Giftiges ist und auch noch als regelrechter Energielieferant fungieren kann. Dann kommt noch die Tatsache hinzu, das Süßes unseren Geschmacksknospen schmeichelt und – mit Sicherheit einer der wesentlichsten Faktoren – Zucker in unserem Gehirn ganz bestimmte Reaktionen auslöst. Und diese Reaktionen werden als Belohnung empfunden. Zucker ist in der Lage, unser Belohnungszentrum im Gehirn zu aktivieren, er funktioniert im Grunde wie andere Substanzen, etwa Drogen. Vergessen wir nicht, dass jede Sucht im Grunde mit einer Vorliebe für etwas ganz Bestimmtes einhergeht. Selbst wenn man mit diesen Behauptungen einem Irrtum unterliegen würde (was ich bezweifle), so kann man nicht abstreiten, dass Zucker ein hervorragendes Belohnungsmittel darstellt und zu einem suchtähnlichen Verhalten führen kann.

Dass Zucker ein suchtähnliches Verhalten auslösen kann, kann ich aus meiner eigenen Erfahrung nur bejahen. Ich erinnere mich nur zu gut daran, als ich zu Beginn meiner Ernährungsumstellung in der Adaptionsphase das Gefühl hatte, es nicht schaffen zu können. Ich erinnere mich noch genau daran, als wäre es erst gestern gewesen.

Es ging mir physisch und psychisch sehr schlecht und ich spielte mit dem Gedanken, alles hinzuschmeißen und mich zu erlösen, indem ich einfach einige Löffel Zucker in einem Glas Wasser auflösen wollte. Die Kopfschmerzen, die schmerzenden Gliedmaßen, die emotionale Labilität – all das, nur weil ich mich entschieden hatte, Kohlenhydrate wegzulassen und einen anderen Weg in Sachen Ernährung einzuschlagen ... Hätte ich damals nachgegeben und wäre ich nicht eisern geblieben, dann würde ich heute weder dieses Buch schreiben, noch würde ich heute wissen, welch mächtiges Instrumentarium die ketogene Ernährung darstellt.

Das Experiment beginnt ...

Wenn Sie zu jenen Menschen gehören, die von Natur aus etwas skeptisch sind, macht das überhaupt nichts. Im Gegenteil, es ist gut, zu allem nicht immer gleich »Ja« und »Amen« zu sagen. Wir machen einfach einen Test. Jawohl, jetzt gleich können wir damit anfangen. Sie lassen ab sofort jedweden Zucker einfach weg. Aber damit meine ich jede Form von Zucker und auch die noch so kleinste Spur davon. Machen Sie sich doch einmal die Mühe und lesen Sie genauestens nach, welche Inhaltsstoffe sich in Ihren Lebensmitteln so tummeln. Meiden Sie jede Form von Zucker, meiden Sie auch alle Arten von Getreide und auch alle Vollkornprodukte. Was soll das Ganze? Nun, ich möchte Ihnen einfach verdeutlichen, wie sehr die Sucht nach Kohlenhydraten und Zucker unser Leben bestimmt und wie sehr dies unterschätzt wird. Ich garantiere Ihnen, dass Sie spätestens nach drei Tagen Zuckerverzicht zu rotieren beginnen werden. Sie werden an nichts Anderes mehr denken können. Sie würden Unsummen auf den Tisch legen, die Sie womöglich nicht einmal besitzen, nur um an Zucker (in welcher Form auch immer) zu kommen.

7. Kapitel

Die Lipolyse und die Lipogenese

Ein weiterer Baustein in unserem Konstrukt der Ketose ist die sogenannte Lipolyse, also die »Fettverbrennung«. Darunter versteht man die hydrolytische Spaltung von Neutralfetten (Triacylglycerine) im Fettgewebe. In der ästhetischen Medizin wird dieser Fachbegriff (»Injektionslipolyse«) mit einer anderen Bedeutung verwendet und hat nichts mit der Lipolyse im Rahmen des Stoffwechsels zu tun. Unter der Hydrolyse versteht man die Aufspaltung einer chemischen Verbindung durch Anlagerung eines Wassermoleküls.

Die Lipolyse erfolgt im Fettgewebe und dabei kann man drei Schritte voneinander unterscheiden und bei jedem Schritt wird je eine Fettsäure abgespalten:

- adipöse Triglycerid-Lipase (ATGL)
- hormonsensitive Lipase (HSL)
- Monoacylglycerin-Lipase (MGL)

Bei der ATGL werden Triacylglycerine in Diacylglycerine und freie Fettsäuren gespaltet. Die HSL spaltet Diacylglycerine in Monoacylglycerine und freie Fettsäuren und letzteres, die MGL, spaltet Monoacylglycerine in Glycerine und freie Fettsäuren.
Beim Abbau entstehen neben Mono- und Diglyceriden als Zwischenprodukte freie Fettsäuren, die wiederum ins Blut abgegeben werden, sowie einer der Alkohole Glycerin oder Cholesterin.

Zur Lipolyse kommt es zum einen bei der Mobilisierung von Depotfett aus den Adipozyten des Fettgewebes, aber auch bei der Fettverdauung selbst. Ein Umstand, den man durchaus begrüßen kann, wenn man sich für die KE entschieden hat, um an Gewicht zu verlieren. Die Adipozyten sind nichts Anderes als die Fett speichernden Zellen des weißen und braunen Fettgewebes. Die weißen Adipozyten dienen allem voran der Speicherung von Lipiden, die braunen Adipozyten hingegen produzieren vor allem Wärme durch den Abbau des Fettes und in der Folge die Entkopplung der mitochondrialen Atmungskette.

Die Fettsäuren, die durch diesen Vorgang in die Blutbahn abgegeben wurden, werden entweder von der Muskulatur für die Beta-Oxidation benötigt oder aber auch von der Leber und für die Ketogenese genutzt. Während langkettige Fettsäuren an Transportproteine gebunden sind, um sich in der Blutbahn zu bewegen, können kurzkettige Fettsäuren sich ohne Transporter bewegen. Das durch die Lipolyse entstandene Glycerin wird hepatisch abgebaut und zur Gluconeogenese oder zur Fettsäuresynthese, der sogenannten Lipogenese. Dieser Vorgang, die Lipogenese, ist im Grunde dafür verantwortlich, dass wir unter bestimmten Bedingungen zunehmen.

Die Regulation der Lipolyse erfolgt größtenteils durch das Insulin und Catecholamine wie das Adrenalin. Catecholamine sind biogene Amine wie Noradrenalin und Dopamin (primäre Catecholamine) sowie Adrenalin und deren Derivate (sekundäre Catecholamine). Die Lipolyse ist sehr eng mit der Regulation des Blutzuckerspiegels verbunden, durch das Glucagon (Insulin-Antagonist) wird die Lipolyse gesteigert, durch die Insulin-Ausschüttung hingegen gehemmt. Die Ausschüttung von Adrenalin, Noradrenalin und anderen Phenylalkylaminen sowie Cortisol aktivieren die Lipolyse. Auch bestimmte Arzneimittel wirken auf den Fettabbau. Prostaglandine, Nikotinsäure und Betablocker hemmen die Lipolyse.

Aktivierung der Lipolyse erfolgt durch:

- Adrenalin
- Noradrenalin
- Glucagon
- Adrenocorticotropin (ACTH)
- Cortisol
- Thyreotropin
- Somatotropin

- o Medikamente aus den Gruppen der Alpharezeptorenblocker, Beta-Sympathomimetika

Hemmung der Lipolyse erfolgt durch:

- o Insulin
- o Prostaglandin E1
- o Nikotinsäure
- o Medikamente aus den Gruppen der Betarezeptorenblocker, Alpha-Sympathomimetika

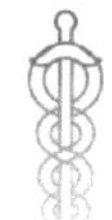

Erweiterter Exkurs

Bei vielen Sportlern ist die Lipolyse (Fettverbennung) ein heiß diskutiertes Thema. Als gesichert gilt mittlerweile, dass besonders gut trainierte Sportler über eine äußerst ausgeprägte Oxidation von Fettsäuren verfügen. Manche Sportler sind sogar in der Lage, Lipide als Energielieferanten zu nutzen, wenn ihre Kohlenhydratspeicher nicht mehr ausreichend gefüllt sind. Ein Umstand, den wir uns durch die Wahl unserer Ernährung zunutze machen können.

Wenn Sie Ihre Ernährung umstellen und sich für die ketogene Ernährung entscheiden, dann werden Sie sozusagen von jetzt auf gleich zu einem dieser »Hochleistungssportler«, die Lipide als Energielieferanten nutzen. Die KE macht aus uns wahre Fettverbrennungsmaschinen – garantiert.

Menschen, die an Diabetes mellitus oder Adipositas leiden, verfügen oftmals nur noch über eine eingeschränkte Fettstoffwechselkapazität und dies führt dann dazu, dass es zu einer verstärkten Speicherung von Fettsäuren in Muskulatur und anderem Gewebe kommt. Diese Anhäufung von Lipiden und somit von Metaboliten führt im schlimmsten Fall zu einer massiven Störung der Insulin-Signalkaskade, beste Voraussetzungen, um eine Insulin-Resistenz hervorzurufen. Und das alles im Grunde nur, weil man deutlich mehr Kohlenhydrate zuführt, als der Organismus benötigt beziehungsweise verstoffwechseln kann. Erinnern Sie sich? Der Prozess der Lipolyse ist umkehrbar, mittels Lipogenese ist unser Organismus durchaus in der Lage, bei einem entsprechenden (Über-) Angebot aus Kohlenhydraten wie beispielsweise Glucose Fettsäuren und daraus Fette zu synthetisieren ...

Bei körperlicher Aktivität werden umgehend Fettsäuren mobilisiert und als beeinflussende Faktoren gelten heute allgemeinhin die Intensität der Belastung, die Ernährung an und für sich, die Dauer der Belastung, die Art der körperlichen Aktivität und natürlich das Geschlecht. Jeder, der schon einmal versucht hat, seine Körpermasse zu reduzieren, weiß, wie schwierig und mühselig dies sein kann. Und wie verhält es sich nun in der Ketose? Wie verhält es sich, wenn ich meine Kohlenhydratzufuhr streng restriktiere? Sie ahnen es wahrscheinlich schon und ja, Sie haben ins Schwarze getroffen:

Ihr Körper hat zum einen kein Überangebot an Kohlenhydraten, also kann mittels Lipogenese aus zu viel zugeführten Kohlenhydraten kein Fett synthetisiert werden. Im Gegenteil, Sie zwingen durch die Restriktion Ihren Körper, an die Fettreserven zu gehen. Da unser Organismus im ketogenen Stoffwechsel mit dem Hochleistungstreibstoff »Ketone« laufen muss, um seinen Energiebedarf zu decken, werden Fette aus den Depots mobilisiert und in der Leber zu den berühmten Ketonen verstoffwechselt. Sie werden keine Chance haben zuzunehmen, unabhängig davon, wie viel Fett Sie mit der Nahrung zu sich genommen haben. Zwar wird natürlich der Fettabbau aus den Depots verlangsamt ablaufen bei einem entsprechenden Nahrungsangebot, aber Sie werden nicht zunehmen. Faszinierend, nicht wahr?!

Halten wir gemeinsam einen Augenblick inne. Also, führe ich mehr Kohlenhydrate zu (und das tun Sie definitiv, wenn Sie sich nicht bewusst ernähren und damit meine ich nicht die »guten« Kohlenhydrate), als mein Körper verarbeiten beziehungsweise brauchen kann, setze ich die Lipogenese in Gang. Dies bedeutet umgekehrt, ich mache alles richtig, solange ich nur Lipide und Proteine über die Nahrung aufnehme, denn mein Organismus kommt mit dieser Situation anscheinend deutlich besser zurecht, als dies bei einer hohen Kohlenhydratzufuhr der Fall ist. Bedeutet dies nicht gleichzeitig, dass wir mit der Annahme, Kohlenhydrate dringend zu benötigen, einem fatalen Irrtum unterliegen? Kann es denn wirklich gut sein, an Kohlenhydraten festzuhalten, wenn diese zu Diabetes mellitus, Adipositas, Hypertonie und Arteriosklerose führen? Ich glaube, ich brauche Ihnen die Antwort darauf nicht zu geben.

8. Kapitel

Fette in der Keto-Küche und die Sonderstellung des Kokos-Öls

Der wichtigste Grundpfeiler der ketogenen Ernährung ist das Fett und dies bedeutet, dass wir wesentlich mehr Fette zu uns nehmen, als dies bisher der Fall gewesen ist. Gerade deshalb ist es umso wichtiger, auf eine besondere Qualität der Fette zu achten und hochwertige Fette zu verarbeiten. In erster Linie bedeutet dies nichts anderes, als dass wir auf gehärtete, raffinierte sowie überhitzte Fette und den daraus hergestellten Lebensmitteln verzichten. Stattdessen wenden wir uns neben fettreichen Lebensmittel vor allem nativen Ölen, Butter, Ghee und Kokosölen zu.

Unter den pflanzlichen Ölen sollten besonders jene nur zu einem sehr sparsamen Einsatz kommen, die viele Omega-6-Fettsäuren enthalten. Das betrifft in erster Linie Sonnenblumenöl, Traubenkern-, Distel und Maiskeimöl. Es versteht sich von selbst, das wir natürlich auch auf die daraus gewonnenen Lebensmittel wie beispielsweise Margarine verzichten.

Omega-3 versus Omega-6 – überlebenswichtige Fettsäuren

Bei den Fettsäuren herrscht bekanntermaßen große Verwirrung. Was ist Omega-3, worin liegt der Unterschied zu den Omega-6-Fettsäuren und was bedeutet eigentlich gesättigt und ungesättigt?

Grundsätzlich muss man sagen, dass Fettsäuren lebensnotwendig sind, sie sind essentiell und unser Körper ist im Grunde in der Lage, diese selbst herzustellen – bis auf einige Ausnahmen: DHA, EPA, Alpha-Linolensäure (Omega-3) und Arachidonsäure & Linolsäure (Omega-6-Fettsäuren) kann der Körper nicht synthetisieren und müssen deshalb von außen zugeführt werden.

Gesättigte und ungesättigte Fettsäuren

Man unterscheidet grundsätzlich gesättigte und ungesättigte Fettsäuren. Es gibt sehr viele diverse Formen von mehrfach ungesättigten Fettsäuren, darunter auch Omega-3 und Omega-6. Fettsäuren sind wichtig für Herz, Blutgefäße, Gewebe und unsere Hirnzellen, denn eben diese Fettsäuren verantworten zum großen Teil den physiologischen, gesunden Aufbau der Zellmembran aller Zellen in Geweben. Aber Omega-3 und Omega-6 wirken sehr unterschiedlich im menschlichen Organismus. Aus beiden Fettsäuren entstehen Botenstoffe, aber die Botenstoffe aus Omega-6 sind um ein vielfaches inflammatorischer, also entzündungsfördernder, für unseren Organismus. Dennoch sind sie wichtig für beispielsweise Wachstum, Wundheilung und Infektionsabwehr. Entscheidend ist aber, dass beide Fettsäuren in einem optimalen Verhältnis zu sich stehen.

In die Praxis umgesetzt bedeutet dies, das wir höchstens viermal so viele Omega-6 wie Omega-3-Fettsäuren über unsere Ernährung zu uns nehmen dürfen.

Und genau darin liegt die Herausforderung, denn in unserem heutzutage typischen Speiseplan ist das leider nicht der Fall. Ganz im Gegenteil, im Schnitt nehmen wir bis zu zwanzig Mal mehr Omega-6-Fettsäuren als Omega-3 zu uns. Das ist deshalb problematisch, da beide Fettsäuren das gleiche Enzym benötigen, um abgebaut zu werden. Wenn also Omega-6 vom Körper verarbeitet werden muss, so kann gleichzeitig weniger Omega-3 zerlegt werden. Bei der Verwertung der Fettsäuren konkurrieren somit Omega-3 und Omega-6 miteinander.

Ein Beispiel, wie wichtig Omega-3 für die Entwicklung des Gehirns ist, erkennt man daran, das Säuglinge verstärkt fähig sind, Omega-3 zu metabolisieren. Nicht selten wird schwangeren Frauen bereits zu Beginn ihrer Schwangerschaft geraten, Omega-3-Fettsäuren zusätzlich zur Nahrung zu sich zu nehmen. Betrachten wir exemplarisch das Verhältnis von Omega-6 zu Omega-3 in Lebensmitteln, so liegt das Verhältnis bei nativem Olivenöl bei 8:1, bei Sonnenblumenöl hingegen bei 120:1. Wie wir sehen können, besteht hier ein beachtliches Missverhältnis.

In welchen Lebensmitteln finden wir überhaupt Omega-3-Fettsäuren?

In ausreichenden Mengen sind DHA und EPA in wild gefangenem, fettem Fisch enthalten. Man sollte täglich in etwa so viel Omega-3 zu sich nehmen, wie etwa in bis zu 200 Gramm Lachs enthalten ist. Eine weitere gute Quelle für Omega-3 sind Sardellen, Sardinen, Heringe und Makrelen. Omega-3 ist auch in Rindfleisch enthalten, allerdings viel geringer als in Fisch. Man hat auch festgestellt, dass das Verhältnis von Omega-3 zu Omega-6 bei weidegefütterten Tieren wesentlich vorteilhafter ist. Erklären lässt sich das dadurch, das Gras einfach mehr Omega-3 als Mais und Getreide enthält und nichts Anderes bekommen konventionell gefütterte Tiere.

Was Omega-3 so wertvoll macht

Bisher konnten folgende Zusammenhänge wissenschaftlich belegt werden:

- Ein Mangel an Omega-3 bedeutet ein 10-faches höheres Risiko, einen plötzlichen Herztod zu erleiden.
- Das Schlaganfall-Risiko wird deutlich gemindert.
- Omega-3 ist wichtig für die embryonale Entwicklung.
- Versuche bei Alzheimer-Demenz zeigen eine deutliche Besserung der Kognition und Demenzentwicklung durch eine erhöhte Omega-3-Zufuhr.
- Ein Mangel an Omega-3 begünstigt bipolare Störungen und Depressionen.
- Patienten, die an Schizophrenie leiden, weisen einen niedrigeren Omega-3 Fettsäurespiegel auf.

- Hyperaktive Kinder und Patienten mit einem Aufmerksamkeitsdefizit-Syndrom haben einen niedrigeren Omega-3-Spiegel als Gesunde.

Woher der Mangel an Omega-3 kommt

Im Laufe der Evolution kam es zu einer dramatischen Veränderung in unserer Aufnahme von Omega-6 und Omega-3-Fettsäuren. Anthropologen schätzen, dass unsere Vorfahren die Fettsäuren im Verhältnis 1:1 aufgenommen haben.

Doch mit Einsetzen der industriellen Revolution vor circa 140 Jahren kam es zu einer drastischen Verschiebung im Verhältnis der Fettsäuren. Das lag vor allem am rasanten Fortschritt der modernen Pflanzenöl-Industrie und dem Fakt, dass Tiere plötzlich mit Getreide und Mais ernährt wurden, womit das Fettsäureprofil des Fleisches verändert wurde. Das Futter der Tiere hat somit eine Auswirkung auf die Zusammensetzung des Fleisches und deren Produkte wie etwa Milch.

Ähnlich sieht es im Menschen aus – je nachdem, was wir und in welchen Mengen essen –, denn anteilig sind unsere Essgewohnheiten auch in unserer Körperzusammensetzung wiederzufinden. Lag das Verhältnis von Omega-6 zu Omega-3 in der Ernährung 1935 noch bei 8:1, so hat sich das Verhältnis bis 1985 auf 10:1 erhöht. Heute, abhängig von der Art und Weise der Ernährung, liegt das durchschnittliche Verhältnis zwischen 10:1 und 20:1.

Schadet zu viel Omega-6?

Obwohl wir die Fettsäuren dringend zum Leben benötigen, kann die Aufnahme von zu viel ungesättigten Fettsäuren, speziell das inflammatorisch wirkende Omega-6, äußerst gesundheitsschädlich sein. Wissenschaftler machen heutzutage die rasant gestiegene Menge an ungesättigten Fettsäuren für eine Vielzahl von Krankheiten verantwortlich. Die Palette reicht von Adipositas über Herzerkrankungen bis hin zu Diabetes mellitus und Krebs. Doch warum ist das denn überhaupt so?

Nun, zum einen verändern sich mehrfach ungesättigte Fettsäuren, wenn sie in Kontakt mit Luft, Licht und Hitze kommen, zum anderen entstehen bei den aufgezählten Faktoren radikale Moleküle. Freie Radikale sind zwar wichtig für die Zellreparatur und das Immunsystem, doch auch hier spielt die Balance eine äußerst wichtige Rolle. Zu viele freie Radikale schädigen unsere Zellen. Bei Bluthochdruck, Alzheimer und Krebs können zu viele freie Radikale nachgewiesen werden.

Um diesem Prozess entgegenzutreten, benötigen wir sogenannte Antioxidantien. Diese sind aber in raffiniertem Pflanzenöl leider kaum vorhanden.

Antioxidantien sind chemische Verbindungen, die eine Oxidation anderer Substanzen entweder verlangsamen oder gänzlich unterbinden. Antioxidantien haben eine große physiologische Bedeutung durch ihre Wirkung als Radikalfänger. Sie inaktivieren in unserem Organismus reaktive Sauerstoffspezies (ROS), deren übermäßiges Vorkommen zu oxidativem Stress führt. Oxidativer Stress wird in Zusammenhang mit dem Alterungsprozess und der Entstehung einer Reihe von pathologischen Veränderungen gebracht.

Wichtige antioxidative Stoffe wie Vitamin E fehlen in relevanten Mengen bei raffinierten Ölen. Oftmals sind sie sogar noch chemisch belastet, um sie von Begleitstoffen zu befreien. Vitamin E ist ein natürlicher Schutz der Pflanze, die enthaltenen Fettsäuren vor der Oxidation zu schützen. Bei günstigen Pflanzenölen beginnt der Oxidationsprozess der Fettsäuren, also die Entstehung von freien Radikalen, bereits im Discounter. Erhitzt man dieses Fett nun auch noch beim Kochen, so gehen die wenigen übrig gebliebenen Antioxidantien auch noch verloren. Somit essen wir das schlechteste verfügbare Fett in einem enormen Ausmaß.

Was dann im Körper geschieht, ist unzweifelhaft genauso alarmierend: Da ja bekanntlich Fette wichtig für die Zellmembran und somit für ihre Grundstruktur sind, machen wir unsere Zellen durch diese mehrfach ungesättigten Fettsäuren mehr und mehr angreifbar. Als würde man ein Haus mit vermodertem Holz bauen wollen. Oxidieren nun die mehrfach ungesättigten Fettsäuren und bilden freie Radikale, so fördert dies die Entstehung unterschiedlichster Entzündungsherde in unserem Körper und dies führt zu guter Letzt zu den bereits erwähnten Erkrankungen.

Erweiterter Exkurs

Pathologische Veränderungen fördern wir insbesondere dann, wenn wir unsere Zellen nicht ausreichend mit antioxidativen Substanzen ausstatten. Zu den wichtigsten Substanzen zählen Vitamin E, C, A und andere zelleigene Substanzen wie Glutathion. Glutathion (GSH), auch Gamma-L-Glutamyl-L-Cysteinylglycin, ist ein Tripeptid, das aus den drei Aminosäuren Glutaminsäure, Cystein und Glycin gebildet wird. Es ist in fast allen Zellen in einer sehr hohen Konzentration enthalten und gehört ebenso wie Vitamin E, C und A zu den wichtigsten Antioxidantien. Bei GSH handelt es sich nicht um ein echtes Tripeptid, da die Amidbindung zwischen Glutaminsäure und Cystein über die Gamma-Carboxygruppe der Glutaminsäure ausgebildet wird und nicht über die Alpha-Carboxygruppe wie bei einer echten Peptidbindung. Glutathion kann von unserem Körper aus den Aminosäuren L-Glutaminsäure, L-Cystein und Glycin in einem zweistufigen Prozess synthetisiert werden.

Über eine nährstoffreiche Keto- oder Paleo-Ernährung führen wir dem Körper ausreichend Nährstoffe zu und schützen uns vor potenziellen Gefahren, auch vor denen, die von mehrfach ungesättigten Fettsäuren ausgehen können.

Welche Fette man zu sich nehmen sollte

Einfach ungesättigte Fettsäuren sind ein vorzüglicher Energielieferant. Nehmen wir viel ungesättigte Fettsäuren zu uns, verbessern wir den Blutdruck und somit auch die Cholesterinwerte und reduzieren gleichzeitig die Gefahr von vielen Erkrankungen wie etwa Herzkrankheiten. Folgende Lebensmittel enthalten besonders große Mengen an einfach ungesättigten Fettsäuren:

- Avocado
- Macadamia-Nüsse
- Avocado-Öl
- natives Olivenöl
- Haselnüsse
- Oliven

Der besonders hohe Anteil an Antioxidantien in qualitativ hochwertigen Oliven- und Avocadoölen schützt die Fette vor dem Oxidationsprozess und damit der Bildung freier Radikale.

Die gesättigten Fettsäuren

Aber auch gesättigte Fettsäuren tragen erheblich zu unserer Gesundheit bei. Auch wenn man nicht gerade selten in den Medien davon hört, wie gefährlich doch gesättigte Fettsäuren sind (es wird ja hier auch schließlich gesagt, Getreide gehöre zu einer gesunden Ernährung). Man munkelt, gesättigte Fettsäuren verstopfen unsere Arterien und führen zu Herzinfarkt und Schlaganfällen. Die dazu groß angelegte Studie (americancountrymd.com) aus dem Jahre 2010 mit mehr als 300.000 Teilnehmern und einem Zeitraum von 23 Jahren hat ein deutliches Ergebnis erbracht:

»There is no significant evidence for concluding that dietary saturated fat is associated with an increased risk of coronary heart disease, stroke, or cardiovascular disease.«

Übersetzung: Es gibt keinen signifikanten Beweis für die Schlussfolgerung, dass gesättigte Fettsäuren mit einem erhöhten Risiko von koronaren Herzerkrankungen, Schlaganfall oder Herz-Kreislauf-Erkrankungen verbunden sind.

Also bedeutet das für uns, dass Eier und rotes Fleisch, die einen hohen Anteil an gesättigten Fettsäuren haben, keineswegs ungesund sind. Als gesättigte Fettsäuren eignen sich damit am besten zum Kochen, vor allem unter hohen Temperaturen:

- Butter von weidegefütterten Tieren
- Entenfett
- Ghee
- Schweinefett
- Rinderfett
- Kokosfett

Zusammenfassend lässt sich also folgendes Fazit ziehen:

Unser Körper benötigt Fett zum Überleben. Fettsäuren bilden die wichtigste Grundlage für die ketogene Ernährungsweise. Fett ist nicht gleich Fett. Einfach ungesättigte und gesättigte Fettsäuren sind wichtig für unseren Organismus. Bei den mehrfach ungesättigten Fettsäuren muss man allerdings auf das richtige Verhältnis zwischen Omega-3 und Omega-6-Fettsäuren achten. Man sollte höchstens vier Mal so viel Omega-6 wie Omega-3 Fettsäuren zu sich nehmen. Finger weg von billigen Ölen und Finger weg vom Sonnenblumenöl!

Die Sonderstellung des Kokosöls in der ketogenen Küche

Kokosöl nimmt bei der ketogenen Ernährung tatsächlich eine Sonderstellung ein. Natives Kokosöl besteht etwa zur Hälfte aus MCT (mittelkettigen Triglyceriden) und kann daher zu Recht als besonders ketogenes Fett bezeichnet werden. Da Kokosöl nur sehr wenige ungesättigte Fettsäuren enthält, die aber ebenfalls vom Körper benötigt werden, sollte es nie das einzige Fett in der Keto-Küche sein, sondern durch Omega-3-reiche Öle wie etwa Raps-, Lein- oder Hanföl ergänzt werden.

Kokosöl macht aktuell als Superfood Schlagzeilen und die Umsätze im Einzelhandel steigen exponentiell an. Schaut man sich diese »Su perfoods« dann doch genauer an, so halten die meisten dieser

Wundermittel nicht das, was sie versprechen. Anders sieht die Sache jedoch bei Kokosöl aus.

Ob als Interna oder Externa angewendet: Kokosöl lindert einerseits nachweislich unzählige Beschwerden auf eine wunderbar sanfte Art und Weise, bekämpft pathologische Veränderungen gleichermaßen und versorgt unseren Organismus mit allem, was für sein Wohlergehen von Bedeutung ist. Die Wirksamkeit von Kokosöl wurde bereits in zahlreichen wissenschaftlichen Studien nachgewiesen. Kokosöl ist äußerst wirksam bei Alzheimer, es wirkt gegen Karies und sorgt für einen perfekten Zahnstatus.

Es sind die zahlreichen wertvollen Inhaltsstoffe des Kokosöls, die es zu einer natürlichen, wertvollen und einzigartigen Substanz machen.

Was steckt alles in Kokosöl?

Kokosöl besitzt eine immense Fülle an gesunden Inhaltsstoffen. Zu den wichtigsten Inhaltsstoffen des Kokosöl gehören unter anderem:

- **Laurinsäure**

  Laurinsäure ist die Hauptfettsäure des Kokosöls und hat die Eigenschaft, die schützende Lipidmembran von Bakterien und Viren zu durchdringen und somit diese Mikroorganismen von innen heraus zu zerstören. Laurinsäure stärkt also unser Immunsystem und hilft uns, sich gegen Krankheiten und Schädlinge zu wehren. Unser Körper kann diese Säure in der benötigten Menge nicht selbst synthetisieren und daher leistet das Kokosöl einen wichtigen Beitrag zu unserer Gesundheit.
- **Vitamine, Mineralien, Spurenelemente**
- **Aminosäuren**

  Aminosäuren wirken sich leistungssteigernd auf Körper und Geist aus. Sie können nicht selbst vom Körper synthetisiert werden und oftmals enthält unsere Ernährung (Fast Food & Co.) keine ausreichenden Mengen an benötigen Aminosäuren. Kokosöl enthält eine große Menge dieser wertvollen Säuren.
- **Antioxidantien**

Wird das Kokosöl raffiniert, so gehen wichtige Inhaltsstoffe wie beispielsweise Vitamin E verloren!

Kokosöl besteht hauptsächlich aus Triglyceriden, die gesättigte Fettsäure-Reste enthalten, die sich von Capryl-, Laurin-, Caprin-, Palmitin-, Stearin- und Myristinsäure ableiten. Des Weiteren enthalten die Triglyceride als Fettsäure-Rest den einfach ungesättigten Ölsäure-Rest sowie Spuren von Magnesium, Kalzium, Kalium, Natrium, Kupfer, Eisen, Phosphor und Lactone.

Die Geschichte des Kokosöls und die Gewinnung

Kokospalmen werden eigentlich bereits seit 3.000 bis 4.000 Jahren im malaiischen Archipel kultiviert, doch größere wirtschaftliche Bedeutung erlangten sie erst im 19. Jahrhundert. Die Kultivierung erstreckt sich heute weltweit auf die tropischen Zonen im Küstenbereich und an Flussufern. Ein großer Teil der Früchte wird an Ort und Stelle benötigt. Zu den wichtigsten Anbauländern zählen Indonesien, die Philippinen und Indien. Die Nutzung von Kopra hat sich in den vergangenen Jahrzehnten stark erhöht, seit 1980 hat sich die Kokosnussproduktion verdoppelt.

Die Kokospalme deckt heute acht Prozent des Bedarfs an Pflanzenöl weltweit. Zu den wichtigsten Kokosölproduzenten zählen die Niederlande, Frankreich und Deutschland, die Kopra als Rohstoff importieren. Die USA importieren vor allem fertiges Kokosöl.

Zur Gewinnung von Kokosöl wird von der Kokosnuss das auch Kopra genannte Fruchtfleisch zerkleinert und getrocknet. Dieses wird in Ölmühlen ausgepresst. Vor der Verwendung als Speisefett wird es (leider) raffiniert und desodoriert. In der ketogenen Ernährung sind diese Fette aber nicht von Bedeutung und müssen aufgrund ihres gesundheitsschädlichen Effekts gemieden werden. Wir verwenden bei der ketogenen Ernährung ausschließlich natives, kalt gepresstes, nicht desodoriertes oder nicht entfärbtes Kokosöl!

Anwendungsgebiete von Kokosöl

Kokosöl – ein Mittel gegen Viren, Bakterien und Pilze

Es ist kein Geheimnis mehr, dass die mittelkettigen Triglycerdie des Kokosöls antimikrobiell, antiviral und antimykotisch wirken. Dabei spielt es keine große Rolle, ob es innerlich oder äußerlich angewendet wird. Als Hautöl der ersten Wahl bei diversen Mykosen leistet uns Kokosöl sehr gute Dienste, etwa bei vaginalen Mykosen oder bakteriellen Erkrankungen der Schleimhäute. Kokosöl hat nicht nur einen kühlenden Effekt, es ist sogar in der Lage, einen quälenden Pruritus an Ort und Stelle im Keime zu ersticken.

Kokosöl gegen diverse Hautprobleme wie Akne und Pickel

Aufgrund seiner antibakteriellen Wirkungen ist Kokosöl ein sehr gutes Mittel gegen alle Dermatiden, sprich entzündliche Hauterkrankungen wie beispielsweise die Akne. Regelmäßig aufgetragen, lässt das Kokosöl die Entzündungen schnell abklingen und schon nach kurzer Zeit ganz verschwinden. Die Haut wird gereinigt, mit Feuchtigkeit versorgt und Pickel haben es einfach schwerer, sich breitzumachen.

Kokosöl gegen Neurodermitis

Neurodermitis ist eine atopische, angeborene und chronische Erkrankung der Haut, deren Behandlung sich oftmals als äußerst schwierig erweist. Bis heute wurde noch kein probates Mittel gefunden. Durch ständige Entzündungen in den einzelnen Hautschichten ergibt sich oftmals ein starker Pruritus (Juckreiz), durch den der Betroffene seine Haut ständig aufkratzt, wodurch wiederum erneute Entzündungen entstehen. Es ist im wahrsten Sinne des Wortes ein Teufelskreis. Hochwertiges Kokosöl kann aber auch hier wertvolle Dienste leisten. Entzündungsherde werden durch die Inhaltsstoffe des Öls beruhigt, der Juckreiz wird spürbar gelindert und dem Abklingen der akuten Dermatide steht somit nichts mehr im Wege.

Kokosöl gegen Schuppenflechte

Ähnlich die die Neurodermitis handelt es sich bei der Schuppenflechte um eine Erkrankung, die oftmals angeboren ist und im Grunde lediglich kosmetisch behandelt werden kann. Dabei kann die Schuppenflechte für die Betroffenen sehr lästig sein, vor allem zu Zeiten akuter Schübe. Es handelt sich dabei um eine Störung des Verhornungsprozesses der Haut: Die Haut juckt stark und schuppt sich immerzu. Neben den körperlichen Beschwerden kommen dann noch seelische Komponenten hinzu – insbesondere durch das veränderte Aussehen der Haut. Gibt man der von der Schuppenflechte geplagten Haut Kokosöl, so wird diese mit wertvoller Feuchtigkeit versorgt und das Schuppen der Haut wird verlangsamt.

Kokosöl gegen Falten und für das Gesicht

Ein wirksames Mittel gegen alle möglichen Arten von Hautveränderungen inklusive Faltenbildung ist Kokosöl. Mit seinen wertvollen Inhaltsstoffen versorgt es unser wichtigstes Organ und gibt ihm ausreichend Feuchtigkeit. Kokosöl im Gesicht angewendet, sorgt für ein glattflächiges, geschmeidiges und ebenmäßiges Hautbild.

Kokosöl gegen Cellulite

Kokosöl kann auch hier Abhilfe schaffen. Zwar kann es nicht die Cellulite verschwinden lassen, doch zieht es tief in die Haut ein und strafft sie gleichsam, sodass die typischen unschönen Dellen der Cellulite viel weniger nach außen hin sichtbar sind.

Kokosöl gegen Herpes

Auch bei Herpes simplex kann man Kokosöl gezielt einsetzen. Kokosöl sorgt dafür, dass die entzündeten Stellen abschwellen und sich der Herpes so nicht weiter ausbreiten kann. Das mächtigste Mittel gegen Herpes ist im Übrigen die Ketose selbst, doch mehr dazu im Kapitel »Reduzierte Infektanfälligkeit«.

Kokosöl gegen Zecken

Zecken sind für Mensch und Tier gleichsam gefährlich und nicht nur lästig. Die kleinen Spinnentiere besitzen starke Kieferwerkzeuge und sie setzen sich damit in der Haut fest. Sie saugen sich voll mit unserem Blut und fallen dann von alleine wieder ab. Kokosöl gilt hier als Geheimtipp. Ich selbst wende Kokosöl täglich bei meinen beiden Chihuahuas an und ich war verblüfft über die Wirkung des Öles – eine sehr empfehlenswerte Alternative zu Frontline und Co. – ein weiterer hübscher Nebeneffekt ist die gleichzeitige Fellpflege durch das Kokosöl.

9. Kapitel

Die Gluconeogenese

Ein weiterer wichtiger Stoffwechselweg ist die sogenannte Gluconeogenese. Darunter versteht man eine Neubildung (Synthese) von Glucose aus organischen Non-Kohlenhydratstufen wie etwa Pyruvat, Oxalacetat und Dihydroxyacetonphosphat. Die Ausgangsstoffe für die Gluconeogenese stammen bei den Säugetieren aus dem Abbau von Protein, zudem werden hier auch Endprodukte aus dem Muskelstoffwechsel wiederverwendet. Auch bei anderen Organismen ist die Gluconeogenese möglich. So können Pflanzen beispielsweise durch den Glyoxylatzyklus Glucose auch aus Acetyl-CoA und damit aus Fettsäuren, Bakterien und zusätzlich auch aus dem Ethylmalonyl-CoA-Weg synthetisieren. Der Prozess der Gluconeogenese findet überwiegend in der Leber und in den Nieren statt. Die Gluconeogenese ist deshalb von besonderer Bedeutung, weil unser Nervensystem zusammen mit den Erythrozyten und dem Nierenmark auf Glucose als Energielieferanten angewiesen ist. Man könnte diesen Umstand nun als Beweis dafür heranziehen, dass die ketogene Ernährungsweise keine Option im Sinne einer ausgewogenen und gesunden Ernährung darstellt. Doch dem ist nicht so, ganz im Gegenteil.

Auch im Falle einer Nahrungskarenz oder – was nun einmal der Fall ist, wenn man sich ketogen ernährt – einer Kohlenhydratrestriktion muss ein Weg zur Bereitstellung von Glucose vorliegen, andernfalls würden wir einfach sterben. Unser Nervensystem ist der größte Glucose-Konsument im Organismus und es benötigt etwa 135 Gramm in 24 Stunden. Ist jedoch die Ketogenese der Stoffwechselweg der ersten Wahl, so kann ein großer Teil dieses Energiebedarfes durch die Oxidation von Ketonkörpern gedeckt werden, ein Zustand, den wir ja absichtlich herbeiführen. Prinzipiell kann man sagen, dass die Gluconeogenese eine Umkehr der Glykolyse ist.

Erstaunlich finde ich die Tatsache, dass die Gluconeogenese selbst einen sehr hohen Energiebedarf aufweist. Gehen wir beispielsweise vom Pyruvat aus, so werden sechs Moleküle ATP verbraucht bis ein Molekül Glucose entstehen kann. Zum Glück, denn dadurch unterliegt die Gluconeogenese einer sehr strengen und bedarfsorientierten Regulation. Die Gluconeogenese wird durch das Vorhandensein von Glucagon, Catecholamin und Glucocorticoid gefördert und verstärkt.

Die physiologische Gluconeogenese ist während der ketogenen Ernährung eine Stolperfalle, die es unbedingt zu vermeiden gilt. Proteine sind Makronährstoffe und sie dienen unserem gesamten Körper als Baustoff für die Zellen, unabhängig davon, um welche Art von Zelle es sich handelt. Im Kohlenhydrat-Modus nehmen wir oftmals nicht ausreichend Protein zu uns, doch während der ketogenen Ernährung sind ja bekanntermaßen Fette und Proteine die Grundpfeiler der Ernährung, und wenn wir nicht darauf achten, dann nehmen wir sogar zu viel Protein mit der Nahrung auf. Ein Umstand, den wir unbedingt vermeiden müssen, denn dies würde die »Fettverbrennungsmaschinerie« zum Erliegen bringen. Sie sehen, wieder einmal ist es so, dass allein die Dosis das »Gift« macht. Aber was geschieht denn, wenn wir nun zu viele Proteine zu uns nehmen?

Nehmen wir mehr Protein auf, als unser Körper benötigt und verwerten kann, so wird der Überschuss dieser Aminosäuren, denn nichts anderes sind Proteine, unter anderem zu Glucose verstoffwechselt. Die Folge ist eine Insulinausschüttung und diese bedeutet, dass die Fettverbrennung zum Stillstand kommt und wir aus dem ketogenen Stoffwechsel geworfen werden oder gar das Entstehen der Ketose verhindert wird. Deshalb müssen wir darauf achten, auf fettarme Fleischprodukte eher zu verzichten und fettreiche Lebensmittel zu verzehren, denn bei einem reduzierten Fettgehalt überwiegt automatisch der Proteingehalt. Dies bedeutet wiederum nichts anderes, als dass fettarme Erzeugnisse während der ketogenen Ernährung kontraindiziert und kontraproduktiv sind.

Diesen Fehler habe ich zu Beginn meiner Ernährungsumstellung auch gemacht. Ich erlag dem Irrglauben, Kohlenhydrate einfach durch Proteine ersetzen zu können. Nun, heute weiß ich, dass dem nicht so ist. Doch diese Tatsache kann man sich auch zunutze machen, nämlich dann, wenn man mittels ketogener Ernährung zunehmen möchte.

Ein Übermaß an Proteinen sorgt für einen stimulatorischen Insulin-Effekt. Wir wissen heute, dass die essenzielle Aminosäure L-Leucin insulinogen wirkt. Ein hoher Anteil eben dieser Aminosäure (man führt sie durch eine High-Protein-Diät zwangsläufig zu) sorgt für eine positive Auswirkung auf die Insulinausschüttung. Erinnern Sie sich daran, dass die geringste Insulinausschüttung die Ketose zunichtemacht! Durch unsere Ernährungsumstellung möchten wir jedoch genau das Gegenteil erreichen. Bei einem Übermaß an Proteinen ist, wie bei den Kohlenhydraten, kein ketogener Effekt möglich.

Und was bedeutet dies nun für uns und unsere Ernährung? Nichts anderes, als dass die alleinige Restriktion von Kohlenhydraten bei einer ketogenen Ernährungsweise nicht ausreicht, um die Effekte der Ketose in vollen Zügen zu genießen beziehungsweise herbeizuführen. Der Schlüsselfaktor der ketogenen Ernährung ist das Hochschrauben des Fettgehaltes der Ernährung. 60 bis 80 Prozent unserer täglich zugeführten Nahrung sollte aus gesunden Fetten bestehen. Insulin und sein Antagonist sind an der Initiierung der Ketose maßgeblich beteiligt. Kohlenhydrate werden runtergeschraubt, Fette hochgeschraubt und Proteine moderat zugeführt.

Ergänzend lässt sich also an dieser Stelle folgende Empfehlung für die Zusammensetzung unserer Ernährung festlegen: Die ideale Makronährstoffzusammensetzung für den ketogenen Stoffwechsel liegt bei 65 Prozent Fett, 30 Prozent Protein und 5 Prozent ballaststoffreicher Kost in Form von gesunden Kohlenhydraten (Ernährungspyramide KE):

Ballaststoffreiche Kohlenhydrate
Proteine
Fette

Der durchschnittliche männliche Erwachsene mit einer Magermasse von etwa 70 kg und einem Tagesenergiebedarf von circa 2.000 kcal benötigt in etwa 150 Gramm Protein täglich, um seine wertvolle Muskelmasse zu schützen und langfristig zu erhalten. Dies entspricht einem Proteinbedarf von rund 30 Prozent. Der Wert ist natürlich nicht das Maß der Dinge und dient lediglich als Richtwert. Verschiebungen nach oben und nach unten sind von Mensch zu Mensch selbstverständlich möglich und zu differenzieren.

10. Kapitel

Die Thermogenese

Wer sich mit dem Thema Fettabbau und Gewichtsreduktion beschäftigt, wird früher oder später auf den Begriff »Thermogenese« stoßen. Die Thermogenese, auch Wärmebildung genannt, ist die Produktion von Wärme durch eine Stoffwechselaktivität eines Organismus. Als unvermeidliches Nebenprodukt von Stoffwechselprozessen entsteht sozusagen Wärme. Auch die Pflanzenwelt unterliegt dem Einfluss der Thermogenese.

Man unterscheidet verschieden Arten der Thermogenese. Die muskuläre Thermogenese entsteht in der Skelettmuskulatur bei körperlicher Arbeit, einem erhöhten Muskeltonus und beim Kältezittern. Doch beim Thema Fettabbau ist die biochemische Thermogenese von besonderer Bedeutung. Grundsätzlich wird bereits im Ruhezustand Wärme erzeugt. Jede weitere Steigerung des Stoffwechsels führt zu einer weiteren Steigerung der Thermogenese. Im Bedarfsfall ist unser Körper dazu in der Lage, durch das Verbrennen von Fettsäuren zusätzlich benötigte Wärme zu erzeugen. Beim Menschen geschieht dies überwiegend in der Leber, aber auch im sogenannten braunen Fettgewebe. Die Thermogenese ist in braunem Fettgewebe wesentlich effektiver, Grund hierfür ist die Entkopplung von der ATP-Synthese.

Auch bei der Verdauung spielt die Thermogenese eine große Rolle und genau an dieser Stelle kommt unsere Zusammensetzung der Nahrung ins Spiel. Bei der Aufnahme, der Aufspaltung, dem Transport, der Umwandlung und zur Speicherung von Nahrung wird in unserem Organismus Wärme frei, denn um diese Funktionen ausführen zu können, benötigt der menschliche Körper Energie. Beim Menschen wird bei einer durchschnittlichen, also gemischten Mahlzeit etwa zehn Prozent der aufgenommen Energie sofort wieder durch die Thermogenese verbraucht. Dadurch wird der Grundumsatz für mehrere Stunden sogar noch erhöht. In den Nahrungsbestandteilen gibt es dabei große Unterschiede: So werden bei Lipiden zwei Prozent des Energiegehaltes in Wärme umgewandelt, bei der Glucose sind es acht Prozent, bei Ethanol zweiundzwanzig Prozent und zu guter Letzt bei Protein zwischen zwanzig und dreißig Prozent (!).

Wenn es bei der ketogenen Ernährung lediglich um die Reduktion von Masse beziehungsweise Körperfettmasse geht, so können wir diesen Prozess der Thermogenese nicht nur durch den Anteil an Protein beeinflussen. Wir können die Thermogenese noch zusätzlich ankurbeln, und zwar in Form von scharfen Gewürzen.

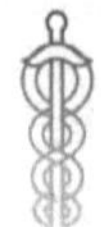

Erweiterter Exkurs

Capsaicin macht glücklich

Chemisch gesehen handelt es sich bei Capsaicin um ein Alkaloid, das in diversen Paprika-Arten auf natürliche Weise vorkommt. Beim Menschen verursacht Capsaicin durch seine Wirkung auf ganz bestimmte Rezeptoren einen Hitze- und Schärfereiz. Damit verbunden ist die Freisetzung von Neuropeptiden, unter anderem die sogenannte Substanz P. Rein chemisch gesehen gehört Capsaicin zu den Fettsäureamiden, genauer gesagt das Vanillyamid der Fettsäure Trans-8-Methyl-6-Nonensäure. Die Capsaincinoide Capsaicin und Dihydrocapsaicin sind Hauptbestandteilen der Chili-Schoten. Capsaicinoide sind relativ temperaturstabil, sie können durch das Kochen nicht zersetzt werden, lösen sich in Ethanol und Fetten, jedoch nicht in Wasser. Alle Capsaicinoide haben eine antibakterielle und fungizide Wirkung und wirken zudem noch konservierend. Die Schärfe von Chilischoten wird in Scoville-Einheiten gemessen.

Das in Chilischoten enthaltene Capsaicin reizt in unterschiedlichem Maße die Nervenenden, die in der Regel Wärmeimpulse wahrnehmen. Wenn wir scharf essen, empfängt unser Gehirn genau genommen ein Schmerzsignal und in der Folge werden Endorphine ausge-

schüttet. Mit den im Pfeffer enthaltenen Stoffen verhält es sich ähnlich wie bei den Capsaicinen.

Scharfes Essen senkt die Körpertemperatur

Scharfes Essen aktiviert unsere Wärmerezeptoren. Bereits nach wenigen Bissen wird uns heiß, uns steigen die Tränen in die Augen und es treibt uns Schweißperlen auf die Stirn. Die Durchblutung des Gewebes wird im ganzen Körper angekurbelt, die Poren öffnen sich und wir sondern vermehrt Schweiß ab. In der Folge kühlt unser Körper ab. Vielleicht ist eben dieser Umstand der Grund für die scharf gewürzten Speisen in den heißen Ländern. Auch für die Mundhygiene ist scharfes Essen von Vorteil. Grund hierfür ist die antibiotische und desinfizierende Wirkung von scharfen Gewürzen.

Verstärkte Gewichtsabnahme durch scharf gewürztes Essen

Wenn wir scharf zubereitete Speisen zu uns nehmen, so regen wir die Durchblutung unserer Schleimhäute an. Dies wirkt sich natürlich auch auf die Geschmacksnerven aus und deshalb empfindet man scharf gewürzte Speisen als deutlich geschmackvoller. Auch die Magensaftproduktion wird durch scharfe Gewürze gefördert. Ebenso wird unsere Verdauung durch Capsaicin angekurbelt und insbesondere in der ketogenen Ernährung macht es Sinn, das Essen scharf zu würzen, denn wir nehmen mehr Fettsäuren zu uns als unter normalen Bedingungen. Und Capsaicin wirkt sich eben auf die Verdauung von Fettsäuren positiv aus. Scharfes Essen kann die Symptome einer Dyspepsie lindern, es kann einer Obstipation vorbeugen und es hat erwiesenermaßen einen verstärkenden Effekt auf die Umwandlung von Kalorien in Wärme (Thermogenese).

Wann sollte man auf scharfes Essen verzichten?

Wer beispielsweise an Magen-Darmprobleme leidet, der sollte vorsichtig mit scharfen Gewürzen hantieren. Da Capsaicin die Magensaftproduktion anregt, könnte es zu einer Verstärkung der Symptomatik kommen. Auch bei Entzündungen der verschiedenen Darmabschnitte muss man sehr behutsam mit scharfen Gewürzen umgehen. Des Weiteren kann ein übermäßiger Verzehr von scharfen Gewürzen eine Irritation der Blase verursachen. Menschen, die häufiger an einer Zystitis leiden (einer Entzündung der Blase), sollten sich deshalb langsam an scharfes Essen herantasten.

Setzen Sie also scharfe Gewürze in Maßen ein. Bei einer gewünschten Gewichtsreduktion kann scharfes Essen durchaus hilfreich sein. Achten Sie jedoch darauf, dass die zubereiteten Speisen auch noch genießbar sind und ein Genuss bleiben. Tasten Sie sich bei der Verwendung von Chili und deren Erzeugnissen langsam an die Schärfe heran. Capsaicine können die Augen reizen. Tragen Sie deshalb bei der Zubereitung von Speisen mit Chilischoten Handschuhe. Waschen Sie sich nach dem Umgang mit Chilischoten gründlich die Hände.

11. Kapitel

Vitamine, Mineralstoffe und Spurenelemente

Übersicht der Vitamine

Vitamine		
Bezeichnung	**Synonyme**	**chemischer Name**
Vitamin A	Axerophtol, Retinol	Retinol
Vitamin B1	Aneurin	Thiamin
Vitamin B2	Lactoflavin, Vitamin G	Riboflavin
Vitamin B3	Vitamin PP	Niacin, Nicotinsäure
Vitamin B5	Vitamin B3	Pantothensäure
Vitamin B6		Pyridoxin
Vitamin B7	Vitamin H, I oder BW	Biotin
Vitamin B9	Vitamin M oder BC	Folsäure
Vitamin B12	Erythrotin	Cobalamin
Vitamin C		Ascorbinsäure
Vitamin D		Cholecalciferol
Vitamin E		Tocopherol
Vitamin K		Phyllochinon, Menachinon

In der ketogenen Küche sind Vitamine, Mineralstoffe und Spurenelemente von großer Bedeutung. Der Vater der berühmten Atkins-Diät, Robert Atkins, erkannte frühzeitig, dass seine propagierte Ernährungsform relativ rasch sehr einseitig werden und in der Folge Mangelerscheinungen hervorrufen kann. Doch was macht Vitamine für unseren Organismus so wichtig und welchen Stellenwert nehmen sie in der Keto-Küche ein?

Bei den Vitaminen handelt es sich um ganz besondere organische Verbindungen, die dem Organismus nicht etwa als Energieträger dienen, sondern vielmehr für ganz bestimmte lebensnotwendige Prozesse benötigt werden. Über den üblichen Metabolismus unseres Körpers können Vitamine jedoch nicht bedarfsdeckend synthetisiert werden, sie müssen somit über die Nahrung aufgenommen werden. Vitamine gehören für uns zu den essenziellen Verbindungen. Interessant ist die Tatsache, dass Vitamine nicht die gleiche Bedeutung für alle Lebensformen sind. So benötigen Pflanzen beispielsweise keinerlei Vitamine, da sie in der Lage sind, alle notwendigen organischen Stoffe eigenständig zu synthetisieren. Und anders, als der Name vermuten lässt, handelt es sich bei den Vitaminen weniger um sogenannte Amine, sprich Stickstoffverbindungen.

Einige Vertreter der Vitamine liegen zu Beginn dem Organismus als sogenanntes Provitamin vor, dabei handelt es sich um Vitaminvorstufen, die erst im Nachhinein durch bestimmte Stoffwechselvorgänge in die eigentliche Wirkungsform umgewandelt werden. Grundsätzlich kann man die Vitamine in lipophile (fettlösliche) und hydrophile (wasserlösliche) Verbindungen unterteilen. Chemisch gesehen bilden die Vitamine im Grunde keine einheitliche Stoffgruppe, denn bei den Vitaminen handelt es sich um äußerst komplexe organische Moleküle, die in der unbelebten Natur überhaupt nicht vorkommen. Vitamine müssen sozusagen erst einmal von Pflanzen, Tieren oder Bakterien synthetisiert werden. Und Vitamin ist eben nicht gleich Vitamin, denn für die meisten Tiere ist beispielsweise die Ascorbinsäure (Vitamin C) gar kein Vitamin, sondern vielmehr ein Metabolit. Katzen hingegen benötigen zwar das Retinol (Vitamin A1), können jedoch im Gegensatz zu vielen anderen Tieren die Vorstufe Beta-Carotin nicht zu Retinol umwandeln. Somit gelten in der Tierwelt auch unterschiedliche Substanzen als Vitamine.

Die Definition Vitamin gilt beim Menschen für insgesamt dreizehn organische Verbindungen. Nach dem aktuellen Stand der Wissenschaft können lediglich wenige Vitamin vom Körper selbst hergestellt werden, allerdings in einer Menge, die dem tatsächlichen Bedarf nicht gerecht wird. Umso wichtiger ist es, die notwendigen Verbindungen mit der täglichen Nahrung zuzuführen. Zu den Vitaminen, die unser Organismus unter physiologischen Bedingungen selbst synthetisieren kann, gehören das Vitamin D als Prohormon des Calcitriols und das Niacin. Allerdings decken diese Mengen den tatsächlichen Tagesbedarf nicht ausreichend ab. Die notwendige Niacin-Zufuhr richtet sich jedoch nach der Menge an zugeführtem Protein und wird damit durch unsere Ernährungsgewohnheiten beeinflusst. Vitamine sind grundsätzlich lichtempfindlich, luft- und hitzeempfindlich – je länger die Vitamine den unterschiedlichen Einflüssen ausgesetzt sind, desto stärker werden sie zerstört. Doch diese Wirkstoffverluste bei der Nahrungszubereitung lassen sich durchaus verringern. Folgende Punkte sollten dabei stets beachtet werden:

- Stets frische Lebensmittel einkaufen
- Kühl und trocken lagern
- Das Zubereiten der Nahrungsmittel sollte kurz vor dem Verzehr stattfinden
- Garzeiten sollten so kurz wie möglich gehalten werden
- Das Garwasser kann durchaus weiter verwendet werden, zum Beispiel für Saucen
- Gemüse und Obst sollte kalt und wenig zerkleinert gewaschen werden
- Nährstoffschonende Garung (dämpfen, dünsten, grillen)
- Gemüse und Obst nicht im Wasser liegenlassen
- In einem geschlossenen Topf garen
- Nicht lange warmhalten, besser kühl stellen und bei Bedarf wieder kurz erwärmen

Übersicht der hydrophilen Vitamine

Hydrophile Vitamine			
Bezeichnung	**Tagesbedarf**	**chemischer Name**	**Avitaminose**
Vitamin B1	1,0 – 1,3 mg	Thiamin	Beri-Beri
Vitamin B2	1,2 – 1,5 mg	Riboflavin	Dermatitis
Vitamin B3	13 – 17 mg	Niacin	Pellagra
Vitamin B9	400 µg	Folsäure	Anämie

Vitamin B5	6 mg	Panothensäure	Wachstumstörung
Vitamin B6	1,2 – 1,5 mg	Pyridoxin	Hautschädigungen
Vitamin B12	3 µg	Cobalamin	Pemiziöse Anämie
Vitamin C	100 mg	Ascorbinsäure	Skorbut
Vitamin B7	30 – 60 µg	Biotin	Veränderungen der Haut

Anmerkung: Beim Tagesbedarf handelt es sich um empfohlene Werte für Erwachsene (DGE)

Erweiterter Exkurs

Hypovitaminosen (relativer Vitaminmangel) sind in aller Regel häufiger anzutreffen als absolute Avitaminosen, also das gänzliche Fehlen eines Vitamins. Durch hydrophile Vitamine verursachte Hypervitaminosen hingegen sind im Grunde so gut wie nicht möglich, denn die wasserlöslichen Vitamine können im Übermaß nicht in unserem Organismus gespeichert werden und sie werden renal (über die Niere) ausgeschieden, sobald ein spezifischer Schwellenwert erreicht wird.

Übersicht der lipophilen Vitamine

Lipophile Vitamine		
Bezeichnung	**Tagebedarf**	**Chemischer Name**
Vitamin A / Carotin (Provitamin)	0,8 – 1,0 mg	Retinole
Vitamin D, Cholesterin / Ergosterin	5 µg	Calciferole
Vitamin E	12 – 15 µg	Tocopherole
Vitamin K	60 – 80 µg	Phyllochinone

Anmerkung: Cholesterin und Ergosterin sind die Provitamine der Calciferole (Vitamin D). Die gesunde Darmflora ist unter physiologischen Bedingungen in der Lage, Vitamin K in Eigensynthese herzustellen. Provitamine der Phyllochinone und Tocopherole sind keine bekannt.

Die Entdeckung der Vitamine

Entdeckung der Vitamine		
Bezeichnung	**Jahr der Entdeckung**	**isoliert aus:**
Vitamin B1	1912	Reiskleie
Vitamin A	1913	Fischleberöl
Vitamin D	1918	Fischleberöl
Vitamin B2	1920	Eier
Vitamin E	1922	Weizenkeimöl
Vitamin B12	1926	Leber
Vitamin K	1929	Luzerne
Vitamin B5	1931	Leber
Vitamin B7	1931	Leber
Vitamin C	1931	Zitrone
Vitamin B6	1934	Reiskleie
Vitamin B3	1936	Leber
Vitamin B9	1941	Leber

Die Entdeckung der Vitamine wurde im Grunde durch das Auftreten bestimmter Erkrankungen gefördert. Bereits im zweiten Jahrtausend vor Christus war Skorbut bei den Ägyptern bekannt. Heute wissen wir natürlich, dass Skorbut durch einen Mangel an Ascorbinsäure hervorgerufen wird. Betroffene Menschen leiden an Zahnfleischblutungen und Gingiva-Hyperplasie (Wucherungen des Zahnfleisches), sind äußerst anfällig für Infekte, erschöpft, leiden an starken Durchfällen, Fieber und die Muskelmasse schwindet. Ohne Behandlung führt Skorbut zur Herzschwäche und zum Tod. Doch schon die alten Ägypter und später auch der berühmte griechische Arzt Hippokrates kannten ein simples und doch geniales Rezept gegen diese Krankheit: Sie verordneten den Betroffenen eine Obst-Therapie. Im Jahre 1928 gelang es schließlich dem ungarischen Biochemiker Albert Szent-Györgyi von Nagyrápolt (*16.09.1893 in Budapest, †22.10.1986 in Massachusetts) Ascorbinsäure (Vitamin C) aus Zitronensaft zu isolieren. Seine chemische Struktur ermittelte er 1932 und schließlich gelang es ihm im gleichen Jahr, Ascorbinsäure in seiner reinen Form auch aus Paprika zu isolieren.

Beri-Beri ist die Bezeichnung für ein Krankheitsbild, das auf einen Mangel an Vitamin B1 zurückgeführt wird und bereits um 2600 vor Christus in China bekannt war. Beri-Beri tritt häufig in Regionen mit unzureichenden Ernährungsbedingungen auf und in der Vergangenheit war die Krankheit mit einer Mangelernährung (geschälter, polierter Reis) verbunden. Es war Christiaan Eijkman (*25.11.1822 in Utrecht, †01.12.1893 in Wageningen), der 1912 das Thiamin entdeckte und es in Zusammenhang mit Beri-Beri brachte. Eijkman erhielt 1929 dafür den Nobelpreis. Anders als in ärmlicheren Regionen ist in westlichen Regionen der Alkoholismus der größte Risikofaktor für das Auftreten eines Thiaminmangels. Beri-Beri betrifft in erster Linie das Nervensystem, das Herz- Kreislaufsystem und das Gehirn (Wernicke-Enzephalopathie). Noch tragischer ist die sogenannte Säuglings-Beri-Beri (infantile Beri-Beri). Sie tritt bei Kindern auf, deren stillende Mütter einen Thiamin-Mangel aufweisen. Unbehandelt führt diese Form innerhalb weniger Stunden zum Tod. Neben der das Herz betreffenden Form gibt es noch eine weitere Form, die Symptome hervorruft, die an eine Meningitis erinnern.

Interessanterweise beobachtete Eijkmann in einem Militärhospital in Batavia, dass nicht nur Menschen Symptome dieser Erkrankung entwickelten. Auch die Hühner im Hof des Hospitals bildeten die gleichen Symptome aus, auch sie wurden mit weißem Reis gefüttert. Eijkman erkannte, dass die Substanz, die Beri-Beri verhinderte, in der Reishülle stecken musste. Schließlich entschlüsselten 1926 die Chemiker Barend Coenraad Petrus Jansen (*01.04.1884 in Zwolle, †18.10.1962 in Amsterdam) und Willem Frederik Donath *25.06.1889 in Wormerveer, †21.02.1957 in Den Dolder) jene Substanz in ihrer Reinform, die mit Beri-Beri in Verbindung gebracht wurde, das Vitamin B1 (Thiamin). Fast zur gleichen Zeit wurde ebenso die Struktur des Thiamins ermittelt.

Eine weitere und bis zu Beginn des 20. Jahrhunderts gefürchtete Erkrankung war die sogenannte Pellagra. Pellagra entsteht bei einem Mangel an Niacin. Sie kann bei einer einseitigen Ernährung insbesondere mit Mais- und Hirseprodukten auftreten, denn diese Lebensmittel sind niacinarm und sie enthalten Niacin in einer Form, mit der unser Organismus nichts anfangen kann. Die einseitige Ernährung muss zeitgleich von einer mangelnden Proteinzufuhr begleitet werden, um Pellagra zu verursachen. Zu den typischen Symptomen von Pellagra gehören Dermatitis, Diarrhoe und Demenz (»drei D's«) sowie die Glossitis, eine Entzündung der Zunge. Erstmalig wurde das Niacin 1936 aus Leber isoliert. Niacin, auch Nikotinsäure genannt, ist ein wichtiges Vitamin aus dem B-Komplex.

Eine weitere Erkrankung, die sich auf einen Vitaminmangel zurückführen lässt, ist die sogenannte Rachitis. Die Rachitis ist eine massive Störung des Knochenmetabolismus und tritt im Kindesalter auf. Sie führt zu einer unzureichenden Mineralisation beziehungsweise Demineralisation der Knochen und das vergleichbare Krankheitsbild beim Erwachsenen ist die Osteomalazie. Die häufigste Ursache für diese Erkrankung ist ein Mangel an Vitamin D infolge einer mangelhaften Sonnenexposition in Kombination mit einer mangelhaften Ernährung. Auch eine Malassimilation kann unter bestimmten Umständen eine Hypovitaminose hervorrufen. Auch eine Störung des Vitamin-D-Metabolismus kann neben dem Vitamin-D-Mangel eine Rachitis verursachen. Dann liegt die Ursache jedoch in einer unzureichenden Calcifediolsynthese in der Leber beziehungsweise Calcitriolsynthese in der Niere. Die Rachitis manifestiert sich am Skelett in Form von Deformationen und daher rührt auch der Ursprung des Namens (griechisch »rháchis«, Rückgrat). Seit Beginn des 19. Jahrhunderts galt Lebertran als Heilmittel und bereits in der Steinzeit plagte die Rachitis die Menschheit, denn frühzeitliche Knochenfunde belegen dies. Der deutsche Kinderarzt Albert Niemann (*23.02.1880 in Berlin, †22.03.1921 in Berlin) entdeckte 1919, dass auch UV-Strahlung eine heilende Wirkung besitzt. Die Erklärung hierfür wurde später gefunden, als man eine Vorstufe des Vitamin D in der Haut entdeckte. Durch Sonnen- und künstliches UV-Licht kann dieses Provitamin im Organismus zu Vitamin D3 umgewandelt werden.

Auch das Vitamin B12 verdankt seine Entdeckung letzten Endes einer Erkrankung. Die Rede ist von der perniziösen Anämie. Dabei handelt es sich um eine spezifische Form der Anämie, allerdings ist die Ätiologie bis heute sehr umstritten und nicht eindeutig geklärt. Cobalamine dienen dem menschlichen Organismus als Co-Faktor bei der Synthese von Nukleotiden (chemische Grundbausteine der DNA und RNA). Vitamin B12 wird dem Körper über die Nahrung zugeführt und unter dem Einfluss des Intrinsic Factor im terminalen Ileum resorbiert. Eine Fehlernährung ist relativ selten, allerdings tritt die perniziöse Anämie häufig im Zusammenhang mit Alkohol-Abusus auf, aber auch eine vegane Ernährung sowie eine gestörte Intrinsic-Factor-Synthese kann diese Erkrankung verursachen. Die Therapie der perniziösen Anämie besteht in der Substitution von Cobalamin oder Intrinsic Factor, je nach Art der Mangelerscheinung. Vitamin B12 wurde schließlich 1926 aus Leber synthetisiert und heute erfolgt die Herstellung mikrobiell.

Eines der wenigen Vitamine, das entdeckt wurde, noch bevor seine Bedeutung bekannt war, ist das Riboflavin (Vitamin B2). Riboflavin wurde erstmals 1920 isoliert. Früher wurde es als Vitamin G bezeichnet und umgangssprachlich nennt man es auch Wachstumsvitamin. Interessanterweise kommt ein isolierter Riboflavin-Mangel beim Menschen nicht vor und meistens liegt eine Kombination mit anderen Hypovitaminosen vor. Auch hier sind vor allem mangelernährte Menschen mit einem Alkohol-Problem betroffen. Anzeichen für einen Mangel an Riboflavin können eine Glossitis, eine Anämie, eine Vaskularisierung (Neubildung kleiner Blutgefäße) der Kornea, eine Cheilitis (Entzündung der Lippen) und Hautveränderungen sein.

Bis 1948 wurden alle dreizehn für den Menschen essenziellen Vitamine entdeckt. Ihren Namen erhielten die Vitamine dabei bereits 1912 von dem polnischen Biochemiker Casimir Funk (*23.02.1884 in Warschau, †19.11.1967 in Albany/USA) im Irrglauben, das Nahrungsinhaltsstoffe Aminogruppen enthielten (Vital-Amin). Trotz der späteren Erkenntnisse hielt sich der Name weiterhin bis zum heutigen Zeitpunkt.

In Deutschland sind nach Aussage von Experten Mangelerscheinungen nur in Ausnahmefällen möglich. Lediglich beim Vitamin Folsäure ist häufiger eine mögliche Unterversorgung diskutiert worden.

Menschen, die sich an die Ernährungsvorgaben der Deutschen Gesellschaft für Ernährung (DGE) halten und ihre Ernährung auf ausreichend Obst, Gemüse, Vollkornprodukte, wenig Fleisch und Milchprodukte umstellen, sind ausreichend mit allen wichtigen Vitaminen versorgt. Allerdings gibt es auch Studien, die darauf hinweisen, dass die Zufuhr von Vitamin D und Vitamin E von Frauen in Deutschland nicht optimal ist (Nationale Verzehrstudie II). Bei den Männern hingegen deuten die vorliegenden Daten auf eine Unterversorgung mit Vitamin C, E und D hin.

Macht eine Vitamin-Supplementierung bei der ketogenen Ernährung denn wirklich Sinn?

Nachdem wir uns nun mit der Historie der Vitamine beschäftigt haben, möchte ich der Frage auf den Grund gehen, ob eine Supplementierung bei einer ketogenen Ernährungsweise wirklich notwendig ist und Sinn macht.

Vitamin A (Retinal, Retinol, Retinsäure, Retinylpalmitat, 3-Dehydroretinol inklusive des Aldehyds)

Beginnen wir ganz oben auf unserer Liste: Vitamin A. Als Vitamin A werden mehrere chemische Verbindungen bezeichnet, die in allen Tieren biologische Funktionen übernehmen. Entweder werden sie direkt mit der Nahrung aufgenommen oder aus sogenannten Vorstufen, dem Provitamin A in Form von Carotin, gebildet. Allerdings sind nicht alle Tiere dazu in der Lage – unser Organismus hingegen schon. In tierischen Erzeugnissen steht Vitamin A hauptsächlich als Retinylpalmitat zur Verfügung. In pflanzlichen Lebensmitteln finden wir es als Provitamin A in Form von Carotin. Schauen wir uns einmal die Liste der Lebensmittel mit Vitamin A-Vorkommen an:

- Rindsleber, Hühnerleber, Leberwurst
- Grünkohl, Spinat
- Butter

- Eigelb
- Löwenzahnblätter
- Lachs
- Hühnerfleisch
- Dorsch
- Schweinefleisch
- Rindfleisch
- Erdnussbutter

Ich habe bewusst nur jene Lebensmittel gewählt, die in der ketogenen Küche zum Einsatz kommen und somit von Bedeutung sind. Bei einer ausgewogenen, abwechslungsreichen ketogenen Ernährung können wir mit ruhigem Gewissen davon ausgehen, dass wir ausreichend Vitamin A oder Provitamin A mit unserer Ernährung aufnehmen. Eine zusätzliche Aufnahme von Vitamin A durch Nahrungsergänzungsmittel ist weder notwendig noch zu empfehlen. Erinnern wir uns daran, dass es sich bei Vitamin A um eine fettlösliche Verbindung handelt. Unser Körper ist kaum in der Lage, einen Überschuss abzubauen. Es reichert sich im Körper und insbesondere in der Leber an – dies führt geradewegs zu einer Hypervitaminose mit fatalen Folgen. Also Finger weg von Präparaten mit einem hohen Vitamin A-Gehalt.

Vitamin D – Cholecalciferol

Weiter geht es mit dem berühmten Vitamin D. Auch dieses gehört zu den fettlöslichen Vitaminen und zählt zur Gruppe der sogenannten Secosteroiden mit dem wichtigsten Vertreter Cholecalciferol. Vitamin D spielt bei der Regulation des Calcium-Haushaltes eine wesentliche Rolle. Menschen, die an Morbus Bechterew leiden, wissen, dass sie an einem chronischen Vitamin D-Mangel leiden.

Ein Mangel an Vitamin-D führt bei Kindern zur berüchtigten Rachitis und beim erwachsenen Menschen zu einer Osteomalazie. Um eine ausreichende Versorgung mit Vitamin D zu gewährleisten, ist eine angemessene Sonnen- beziehungsweise UVB-Exposition notwendig. Tatsächlich sieht es so aus, dass mit der Nahrung meist nur fünf bis zwanzig Prozent des Vitamin-D3-Bedarfs gedeckt werden kann. Unter optimalen Bedingungen ist eine Sonnenexposition von Gesicht, Händen und Unterarmen von etwa fünfzehn Minuten bereits ausreichend, um mehrere Tausend IE Vitamin D zu synthetisieren. Wenn wir also die sonnigen Tage nutzen und uns viel an der frischen Luft bewegen oder gar Sport treiben, benötigen wir im Grunde keine Supplementierung von Vitamin-D.

Vitamin E – Tocopherole, Tocotrienole

Vitamin E ist ein Sammelbegriff für fettlösliche Substanzen mit einer antioxidativen und nicht-antioxidativen Wirkung. Vitamin E hat im menschlichen Organismus unter anderem als Aufgabe die Regulierung der Keimdrüsen und daher wird es auch oftmals als sogenanntes Antisterilitätsvitamin bezeichnet. Besonders hohe Gehalte an Vitamin E finden wir in pflanzlichen Ölen wie beispielsweise Palmöl und Olivenöl. Selbstverständlich finden wir das Vitamin E auch in Weizenkeimöl oder Sonnenblumenöl, in der ketogenen Küche spielen aber diese eher ungesunden Fette eine untergeordnete Rolle. Der Vollständigkeit halber sollen sie aber dennoch an dieser Stelle erwähnt werden. Eine positive Eigenschaft des Vitamin E ist die relative Hitzestabilität. Es zeigte sich, das Vitamin E auch nach mehrstündigem Erhitzen auf bis zu 180 Grad Celsius – wie etwa beim Frittieren – noch fünfzehn bis sechzig Prozent der acht Vitamin E-Isomeren übrig blieben. Grundsätzlich gilt auch hier: Je geringer die Temperatur und je kürzer die thermische Einwirkungszeit, desto mehr Vitamin E bleibt übrig. Vitamin E wird beim Menschen sehr gut in Leber und Fettgewebe gespeichert und Mangelerscheinungen sind heutzutage in Europa fast ausgeschlossen. Nachgewiesene Hypovitaminosen treten lediglich im Zusammenhang mit bestimmten Erkrankungen auf, bei denen eine gestörte Aufnahme von Fetten vorliegt. Auch bei diesem Vitamin – wie im Grunde bei allen insbesondere fettlöslichen Vitaminen – sollte eine Überdosierung unbedingt vermieden werden. In der ketogenen Küche nehmen wir auch hier bei einer abwechslungsreichen Ernährung ausreichend Vitamin E mit der Nahrung zu uns, nicht zuletzt wegen des wertvollen Olivenöls.

Vitamin K – K steht für Koagulation

Neben den Vitamine A, D und E gehören auch die K-Vitamine zu der Gruppe der fettlöslichen Vitamine. Als sogenannter Co-Faktor in Reaktionen der Gamma-Glutamylcarboxylase haben sie eine wichtige Aufgabe im Gerinnungssystem zu erfüllen. Die wichtigsten K-Vitamine sind Vitamin K1, das Phyllochinon, Vitamin K2, das Menachinon-n und das Vitamin K3, das Menadion. Doch die K-Vitamine spielen auch eine übergeordnete Rolle bei der Aktivierung von Knochenproteinen (Osteocalcin) und dem Zellwachstum. Übrigens ist in Pflanzen das Vitamin K1 unverzichtbar für die Fotosynthese. Auch hier weisen die K-Vitamine eine relativ hohe Hitzebeständigkeit bei der Zubereitung von Speisen auf; werden die Lebensmittel gegart, treten nur wenig Verluste auf. Mit der Nahrung aufgenommene K-Vitamine werden unter Einfluss von Gallensäure und Pankreaslipase im oberen Dünndarm, dem Jejunum, zu zwanzig bis siebzig Prozent aufgenommen. Wie bereits erwähnt, sind die K-Vitamine von besonderer Bedeutung für die Blutgerinnung, aber auch für den Knochenstoffwechsel und die Zellwachstumsregulierung sind sie von zentraler Bedeutung.

In der Nahrung finden wir Vitamin-K vor allen als Phyllochinon, also als Vitamin K1. Als natürliche Quellen dienen hier die Chloroplasten aller Grünpflanzen. Auch in Früchten ist es in unterschiedlicher Konzentration vorzufinden. Vitamin K kann nur mithilfe der Gallensäure vom Organismus aufgenommen werden. Mit Ausnahme von Neugeborenen ist ein Vitamin-K-Mangel so gut wie ausgeschlossen. Wir erinnern uns – es handelt sich um ein fettlösliches Vitamin und somit sind die Reserven des menschlichen Körpers nicht so schnell erschöpft. Die K-Vitamine weisen bei einer 500fachen der empfohlenen Menge keine toxische Wirkung auf. Die Vitamin-K-Zufuhr in Form von Nahrungsergänzungsmitteln macht im Grunde keinen Sinn

– auch dann nicht, wenn man sich ketogen ernährt. Wir können uns dieses Geld also getrost sparen. Die K-Vitamine finden wir in natürlicher Form in Petersilie, Schnittlauch, Eiern, Spinat, Rosenkohl, Kalbsleber, Speisequark und Champignons. Alle Lebensmittel eignen sich bis auf den Speisequark bestens für die KE.

Die wasserlöslichen Vitamine

Kommen wir nun also zu der Gruppe der wasserlöslichen Vitamine. Ehrlich gesagt sind mir die wasserlöslichen Vitamine am liebsten, weil man sie ja im Grunde nicht wirklich überdosieren kann. Eine Hypervitaminose bei den wasserlöslichen Vitaminen ist so gut wie ausgeschlossen, denn alles, was der Körper nicht verwenden kann, wird einfach renal ausgeschieden. Wenn man also schon zu Vitaminpräparaten greifen muss, dann eben bitte zu solchen mit überwiegend wasserlöslichen Vitaminen und keineswegs zu hochdosierten, fettlöslichen Vitamin-Präparate.

Vitamin B1 – Thiamin

Ein wichtiger Vertreter des Vitamin B-Komplexes ist das Aneurin, auch als Thiamin oder einfach Vitamin B1 bekannt. Thiamin ist für die Funktion unseres Nervensystems unentbehrlich und umgangssprachlich auch als sogenanntes Stimmungsvitamin bekannt. Wird über einen Zeitraum von zwei Wochen kein Vitamin B1 zugeführt, so sind bereits fünfzig Prozent der Reserven an Thiamin aufgebraucht. Wir sehen, wie wichtig es ist, ausreichend Vitamin B1 über die Ernährung aufzunehmen. Ich bin überzeugt davon, dass sich so manche Berichte über Mangelerscheinungen während einer Atkins- oder Low-Carb-Diät eben auf Mängel der B-Vitaminen zurückführen lassen.

Thiamin wird in unserem Darm über einen aktiven Thiamintransporter und – liegt Thiamin dem Körper in hoher Konzentration vor – auch durch Diffusion aufgenommen. Thiamin selbst kann im Körper zunächst nicht verwendet werden. Erst mithilfe eines Enzyms, der

Thyaminpyrophosphokinase, wird es zunächst zu Thiaminpyrophosphat umgewandelt. Thiamin ist im Gegensatz zu anderen Vitamin-Vertretern relativ hitzeempfindlich. Es wird durch Kochen zerstört und ein Teil davon geht beim Kochen in Salzwasser ebenfalls verloren. Konservierungsstoffe aus der Gruppe der Sulfite (E220 – E228) zersetzen, wie auch das in rohem Fisch und Farnen vorkommende Enzym Thiaminase, das wertvolle Thiamin. Thiamin finden wir in Sesam, Macadamia, Schweinefleisch, Löwenzahn, Austernseitlingen und Geflügel. Eine Zufuhr von Thiamin in Form von Nahrungsergänzungsmitteln macht bei der ketogenen Ernährung zusammen mit den anderen Vertretern der B-Gruppe durchaus Sinn, denn wie wir soeben gelesen haben, ist es zum einen hitzeempfindlich und zum anderen nicht in wirklich vielen Lebensmitteln der ketogenen Küche enthalten. Tierexperimente bei Ratten zeigten, dass selbst eine 100-fache Dosierung der üblichen Tagesdosis keine toxischen Wirkungen zeigte. Thiamin besitzt somit eine große therapeutische Breite und eine Überdosierung ist fast ausgeschlossen.

Vitamin B2 – Riboflavin

Riboflavin wurde früher als sogenanntes Vitamin G bezeichnet, es gehört zur Gruppe des B-Komplexes und oftmals wird diesem Vitamin das Wachstum zugeschrieben. Weitere Bezeichnungen für Riboflavin sind Lactoflavin und Vitamin B2. Vitamin B2 wurde 1920 erstmals aus Milch isoliert, daher auch die Bezeichnung Lactoflavin. Der tägliche Bedarf an Riboflavin beträgt beim Erwachsenen circa 1,2 mg und wir finden es in Lebensmitteln wie beispielsweise Brokkoli, Spargel, Spinat, Eiern, Fisch und Fleisch. Riboflavin wird in der Lebensmittelindustrie als gelber Farbstoff eingesetzt (E101). Bei einer ausgewogenen ketogenen Ernährung treten Mangelerscheinungen so gut wie überhaupt nicht auf. Allerdings kann es bei Alkoholabusus und Schwangeren zu einer B2-Hypovitaminose kommen. Diese Mangelerscheinungen machen sich bemerkbar durch Exantheme, Hautrisse, insbesondere an den Lippen und Mundwinkeln, und einer erhöhten Fotosensibilität.

Riboflavin hat eine äußerst geringe Toxizität beim Menschen und bisher sind keine Fälle von Überdosierungen bekannt. Bei einer gesteigerten Zufuhr an Riboflavin wird der Überschuss mit dem Urin, also renal, ausgeschieden.

Vitamin B3 – Niacin

Niacin, auch als Nicotinsäure bekannt, gehört ebenfalls zur Gruppe des B-Komplexes. Nicotinsäure findet sich in allen lebenden Zellen und wird ebenfalls in der Leber gespeichert. Die Säure ist von großer Bedeutung für den Stoffwechsel von Proteinen, Fetten und Kohlenhydraten. Sie ist am Citratzyklus beteiligt und ist ebenso verantwortlich für die Atmungskette. Niacin ist gegenüber anderen Verbindungen aus dem B-Komplex weniger empfindlich gegenüber Hitze, Licht und Sauerstoff. Natürliche Niacin-Quellen sind Geflügel, Wild, Fisch, Pilze, Eier, Leber, Kaffee, diverse Gemüsearten, Champignons und Obst. Der tägliche Niacin-Bedarf ist im Wesentlichen abhängig vom täglichen Energiebedarf und somit individuell verschieden und nicht pauschalisierbar. Hypovitaminosen durch Niacin-Mangel treten in der Regel selten auf, denn unser Körper ist in der Lage, Niacin ebenso aus der Aminosäure Tryptophan zu synthetisieren. Ab einer Dosierung von 1,5 bis 3 Gramm Niacin pro Tag kann man von einer akuten Intoxikation und somit von einer Überdosierung sprechen. Eine derartige Überdosierung macht sich bemerkbar durch eine hypotensive Krise, also Blutdruckabfall, starke Schwindelgefühle und einen erhöhten Harnsäuregehalt im Blut. Aus den erwähnten Gründen ist bei Vitamin B3-Präparaten Vorsicht geboten und eine Supplementierung ist nicht empfehlenswert.

Vitamin B5 – die Pantothensäure

Die Pantothensäure ist ein Derivat vom sogenannten Beta-Alanin. Beta-Alanin ist das biogene Amin der proteinogenen Aminosäure Asparaginsäure. Pantothensäure ist von essenzieller Bedeutung für den Aufbau des Coenzyms A. Es ist ferner beteiligt am Abbau von

Kohlenhydraten, Fetten und an der Synthese von Cholesterin, das für die Steroidhormonbildung benötigt wird.

Pantothensäure finden wir insbesondere in allen Innereien, Avocados, Eiern, Nüssen und Gemüse. Der Bedarf von etwa 6 mg täglich wird in der Regel auch bei der ketogenen Ernährungsweise über die übliche Ernährung gedeckt. Im Zusammenhang mit bestimmten Erkrankungen des Darmes, bei chronischen Entzündungen oder etwa durch Alkoholmissbrauch kann es jedoch zu Mangelerscheinungen kommen. Eine Mangel an Pantothensäure als solcher ist somit so gut wie ausgeschlossen beim gesunden Menschen.

Vitamin B6 – Pyridoxin, Pyridoxal und Pyridoxamin

Pyridoxin, Pyridoxal und Pyridoxamin – Vitamin B6 ist ein Derivat des Pyridins und für den Aminosäurestoffwechsel verantwortlich. Vitamin B6 kommt in geringeren Konzentrationen in fast allen Lebensmittel vor – insbesondere jedoch in Leber, Geflügel, Nüssen und Avocados. Da fast alle Lebensmittel, wenn auch in eher geringeren Konzentrationen, Vitamin B6 enthalten, sind Mangelerscheinungen bei der ketogenen Ernährung so gut wie ausgeschlossen.

Vitamin B7 – Biotin

Biotin, auch als Vitamin H oder Vitamin B7 bekannt, ist unter anderem wichtig für unseren Stoffwechsel und im Zellkern für die Regulation der Genfunktion. Die Entdeckung dieses Vitamins verlief in mehreren Schritten. Wenn auch in sehr geringen Mengen, so ist Biotin in fast allen Lebensmitteln enthalten. Wir finden Biotin unter anderem in Rinderleber, Eigelb, Champignons, Fisch, Spinat, Rindfleisch und Schweinefleisch. Es ist allgemein bekannt, dass bestimmte Bakterien unserer Darmflora neben anderen B-Vitaminen ebenfalls Biotin synthetisieren und ihre Umgebung damit anreichern. Der genaue Bedarf an Biotin ist heute nicht bekannt. Die zusätzliche Einnahme von Biotin ist unbedenklich, denn bisher sind keine schädlichen Wirkungen von Biotin beim Menschen bekannt.

Vitamin B11 – Folsäure

Folsäure hat seinen Namen aufgrund des Vorkommens in grünen Pflanzenblättern (lat. »folium« = Blatt). Es wird unter anderem auch als Vitamin B9, Vitamin M oder Folat bezeichnet. Folsäure finden wir unter anderem in Rind- und Kalbfleisch, Tomaten, Spinat, Spargel, grünem Gemüse, Eigelb, Petersilie, Leber und Gartenkresse. Vitamin B11 ist äußerst empfindlich gegenüber Licht, Sauerstoff, erhöhten Temperaturen und sogar gegenüber Wasser. Auch auf die menschliche Haut eintreffende Sonnenstrahlung reduziert die Folsäure in unserem Körper. Für unseren Organismus ist Folsäure überlebenswichtig und es kann von ihm selbst nicht synthetisiert werden. Ein Folsäure-Mangel wirkt sich beim Menschen auf das Blutbild aus. In der Embryonalentwicklung begünstigt ein Mangel an Folsäure während der Schwangerschaft eine »Spina bifida«. Die »Spina bifida« ist meines Erachtens nach der Horror für alle Eltern, denn bei dieser Neuralrohrfehlbildung kommen Säuglinge mit einem mehr oder weniger offenen Rücken zur Welt. Ein Mangel an Folsäure ist während der ketogenen Ernährung nahezu ausgeschlossen und es bedarf keiner zusätzlichen Einnahme von entsprechenden Präparaten.

Vitamin B12 – Cobalamin

Cobalamine, die allesamt das Spurenelement Kobalt als Zentralatom enthalten, kommen in allen Lebensformen vor und werden auch als Vitamin-B12-Gruppe bezeichnet. Zum wichtigsten Vertreter dieser Gruppe gehört das Coenzym B12, es handelt sich um einen Co-Faktor, der Teil mehrerer Enzyme ist. Weitere Speicherformen der Vitamin-B12-Gruppe sind Aquocobalamin, Hydroxybalamin/Hydroxycobalamin, Nitritobalamin und Methylcobalamin. Die Isolierung des eigentlichen Cyanocobalamin gelang in kristalliner Form im Jahre 1948 an zwei verschiedenen Standorten und unabhängig voneinander. Alle Cobalamine sind chemisch gesehen organo-metallische Verbindungen und sie haben alle ein einfach, zwei- oder dreifach positiv geladenes Kobalt-Ion und eben dies macht sie so einzigartig. Vereinfacht dargestellt, ist Vitamin B12 wichtig für unsere Zellteilung, für die Blutbildung und für die reibungslose Funktion unseres Nervensystems. Im menschlichen Organismus ist das Coenzym B12 an zwei enzymatischen Reaktionen beteiligt: der Methionin-Synthase und der Methylmalonyl-CoA-Mutase. Dabei handelt es sich bei Letzterem um ein Enzym, das in unserem Stoffwechsel zum Abbau mehrerer Aminosäuren, Fettsäuren und dem Cholesterin benötigt wird.

Weder unser Organismus, noch Tier oder Pflanze sind dazu in der Lage, Vitamin B12 selbst herzustellen. Vitamin B12 wird in der Natur von Mikroorganismen wie beispielsweise Bakterien produziert. Im menschlichen Körper häuft sich dabei Vitamin B12 gerne verstärkt in Nieren und Leber an. Unseren Bedarf an Vitamin B12 decken wir in der Regel durch unseren Fleischkonsum, im besonderen Maße finden wir es in Innereien wie Leber und Nieren. Weitere bedeutende B12-Quellen, insbesondere für Vegetarier, stellen Eier und Milchprodukte dar, wenn auch sie dort nur in geringen Mengen zu finden sind. Ein gesunder, erwachsener Mensch speichert in seiner Leber in der Regel eine Menge an Vitamin B12, die für Jahre ausreicht. Dadurch kann eine Unterversorgung über Jahre praktisch ausgeglichen werden. Ein Mangel an Vitamin B12 würde sich insbesondere durch neurologische Symptome bemerkbar machen. Nennenswert an dieser Stelle ist die Perniziosa (perniziöse Anämie), zu der es bei einem Vitamin B12-Mangel kommen kann. Bei der Perniziosa handelt es sich um eine Erkrankung des Blutbildes, bei der es ebenso zu einer Schädigung des Nervensystems kommen kann (funikuläre Myelose, eine Spinalerkrankung, die zu den sogenannten Entmarkungskrankheiten zählt und ein sehr schweres Krankheitsbild darstellt).

In den letzten Jahren lässt sich ein möglicher Zusammenhang zwischen einer B12-Hypovitaminose und anderen Erkrankungen wie beispielsweise Demenz und Neuropathien beobachten. Ein Mangel muss nicht immer durch einen unzureichenden Verzehr von Lebensmittel mit Vitamin B12 verursacht werden, es kann auch eine unzureichende Resorption des B12 vorliegen. Bei einer unzureichenden Resorptionsfähigkeit fehlt dem Gastro-Intestinal-Trakt der sogenannte intrinsische Faktor. Es handelt sich dabei um ein Glykoprotein, das von den Belegzellen des Magens produziert wird und für die Vitamin-B12-Aufnahme unerlässlich ist.

Aus meiner eigenen praktischen Erfahrung in der Pflege weiß ich nur zu gut, wie verheerend die Folgen eines derartigen Mangels sein können. Bei einer Unterversorgung mit Vitamin B12 kommt es zu Beginn zu Missempfindungen bis hin zu Kälteempfindungen in den Extremitäten, gleich gefolgt von einer »Fatigue«, einer Leistungsminderung und Schwierigkeiten mit der Konzentration bis hin zu psychotischen Ausfallerscheinungen. Eine Substitution von Vitamin B12 ist dann selbst unter Umgehung des Magen-Darm-Traktes möglich, indem entweder i.m., subkutan oder gar intravenös appliziert wird (beispielsweise bei Fehlen des Intrinsic Factors).

Eine Überdosierung von Vitamin B12 – meist durch intravenöse Applikationsformen verursacht – macht sich durch allergische Reaktionen sowie eine bestimmte Form der Akne, der Acne medicamentosa, bemerkbar (Cyanidinintoxikation). Klinisch lassen sich Symptome wie beispielsweise Bradykardie, hypotensive Krisen bis hin zu komatösen Erscheinungen beobachten.

Wie wir sehen können, sollte die Einnahme von sogenannten Supplementen nicht wahllos und prophylaktisch erfolgen. Die Folgen so mancher Hypervitaminose sind genauso erschreckend wie die Folgen einer Unterversorgung mit Vitaminen. Doch die Vitamin-Supplementierung gehört im Grunde bis auf wenige Ausnahmen in die Hände eines Mediziners. Für mich persönlich handelt es sich auch bei Vitaminen um Medikamente, die Wirkungen und Nebenwirkungen haben können. Die therapeutische Breite so mancher Präparate ist relativ gering und oftmals vom Laien nicht richtig einzuschätzen. Wer sich Sorgen macht, durch seine KE unterversorgt zu sein, der sollte das von seinem Arzt abklären lassen. Eine rein prophylaktische Supplementierung ist nicht nur unsinnig, sondern unter Umständen und vor allem auf Dauer äußerst gefährlich.

Vitamin C - Ascorbinsäure

Das letzte und wohl bekannteste Vitamin ist die sogenannte Ascorbinsäure, auch als Vitamin C bekannt. Ascorbinsäure ist farb- und geruchslos, kristallin, äußerst gut wasserlöslich und hat einen sauren Geschmack. Ascorbinsäure gibt es in mehreren stereoisomeren Formen, eine biologische Aktivität kann nach heutigem Wissensstand jedoch nur der L-(+)-Ascorbinsäure zugeordnet werden. Ein Mangel an Vitamin C kann beim Menschen zu einem sogenannten Skorbut führen. Skorbut kann sich bei anhaltendem Fehlen von Vitamin C in der Nahrung nach zwei bis sechs Monaten manifestieren. Zu den häufigen Symptomen zählen Zahnfleischbluten, Zahnfleischwucherung, erhöhte Anfälligkeit für Infektionen, Fatigue, Müdigkeit, verringerte Wundheilung, Muskelschwund, diverse Hautprobleme wie beispielsweise Petechien, Entzündungen der Gelenke, hohes Fieber, starke Durchfälle und plötzlich eintretende Schwindelattacken. Die Ascorbinsäure ist ein äußerst wichtiger Co-Faktor bei der Modifizierung der Aminosäuren Prolin und Lysin zu Hydroxyprolin und Hydroxylysin. Laut der Empfehlung der Deutschen Gesellschaft für Ernährung beträgt der Tagesbedarf eines erwachsenen Menschen 100 mg Ascorbinsäure. Die Aufgaben des Vitamin C sind in unserem Körper vielfältig:

- wichtiges Antioxidationsmittel, fängt freie Radikale im Organismus
- Gefäßschutz
- kräftigt das Bindegewebe
- verbessert die Aufnahme von Calcium und Eisen
- reguliert die Hormonausschüttung
- entgiftet, denn es aktiviert Leberenzyme, die für den Abbau von Noxen verantwortlich sind

Wir finden Vitamin C in Zitrusfrüchten, Petersilie, Kresse, Rosenkohl, Blumenkohl, Brokkoli, Sauerkraut, Grünkohl, gelber Paprika, Kiwi, Mango, Papaya, Hagebutte, Sanddorn etc.

Unser Körper profitiert am meisten vom Vitamin C-Gehalt dieser Lebensmittel, wenn sie entweder roh sind oder schonend gegart wurden. Durch Lagerung und Erhitzen gehen erhebliche Mengen der Ascorbinsäure in unseren Lebensmitteln verloren. Grundsätzlich vertrete ich die Ansicht, man sollte alle notwendigen Nährstoffe über seine tägliche Ernährung zuführen und nicht in Form von Supplementen. Zitrusfrüchte sind in der Keto-Küche im Grunde tabu, doch Brokkoli und Blumenkohl gehören genauso auf den Speiseplan wie Paprika, Grünkohl, Sauerkraut und Papaya. Erneut wird hier deutlich, wie wichtig es ist, sich nicht einseitig zu ernähren und auch bei einer Restriktion der Kohlenhydrate auf eine ausgewogene Ernährung zu achten.

Mineralstoffe und Spurenelemente in der ketogenen Ernährung

Wir kennen bereits die zwei Dimensionen der Gruppe der Mineralstoffe und Spurenelemente. Die Mengenelemente sind Calcium, Chlor, Kalium, Magnesium, Phosphor, Schwefel und Natrium. Die sogenannten essenziellen Spurenelemente hingegen sind Kobalt, Eisen, Fluor, Jod, Kupfer, Mangan, Molybdän, Selen, Silicium, Vanadium und Zink. Wahrscheinlich gibt es noch eine dritte Gruppe, die für den Menschen von Bedeutung ist, bestehend aus Arsen, Bor, Rubidium und Zinn.

Gemeinsam mit dem Sonnenlicht bilden Mineralien die Basis für das Leben. Im Grunde könnte man sogar behaupten, dass Mineralien und Spurenelemente sogar wichtiger als Vitamine sind, denn ohne diese haben Vitamine überhaupt gar keine Funktion. Sie erfüllen eine Vielzahl von Funktionen in unserem Körper, Eisen beispielsweise beim Transport von Sauerstoff durch unseren Körper. Sie dienen der Erhaltung und Wiederherstellung von Gewebe in unserem Körper und sind an der Herztätigkeit und Nervenfunktion beteiligt. Die Liste der Funktionen ließe sich an dieser Stelle bis fast ins Unendliche fortführen.

Calcium Ca

Calcium Ca ist der zentrale Baustein für Knochen und Zähne. Daneben ist Calcium ebenso notwendig für die Nerven- und Muskelfunktionen und es zählt zu den sogenannten Erdalkalimetallen. Im Periodensystem steht es in der zweiten Hauptgruppe und es hat die Ordnungszahl 20. Der menschliche Organismus resorbiert etwa 30 Prozent des über die Nahrung aufgenommenen Calciums; entscheidend hierbei ist die Zusammensetzung der Ernährung. Zu den Risikogruppen für eine Unterversorgung mit Calcium zählen unter anderem junge Frauen, Schwangere, Stillende und besonders ältere Menschen. Eine ausreichende Versorgung mit Vitamin D3 ist Voraussetzung für die Aufnahme von Calcium in unserem Organismus. Deshalb sind derartige Präparate oftmals in eben dieser Kombination erhältlich. Die Calciumaufnahme wird durch die gleichzeitige Zufuhr von Oxalsäure, Oxalate und Phytate verringert. Zu den natürlichen Calcium-Quellen gehören unter anderem:

- Mohn, Hanfsamen, Sesam, Mandeln, Paranüsse
- Milchprodukte, insbesondere Käse
- Rucola, Löwenzahn, Brunnenkresse
- Chinakohl, Fenchel, Brokkoli
- Mineralwasser

Eine Supplementierung von Calcium Ca ist in der ketogenen Ernährung im Grunde nicht notwendig, es sei denn, man leidet unter einem chronischen Calcium-Mangel, wie dies beispielsweise bei Morbus Bechterew-Patienten der Fall sein kann.

Chlor Cl

Chlor ist das chemische Element mit dem Symbol Cl, es steht in der siebten Hauptgruppe des Periodensystems und gehört zusammen mit anderen Elementen zu den sogenannten Halogenen. Chlor Cl kommt in der Natur nur in gebundener Form vor und die wichtigsten

Verbindungen sind die Chloride. Chlorid wird überwiegend als Natriumchlorid über unser Speisesalz aufgenommen und die tägliche Verzehrmenge unter normalen Bedingungen liegt bei etwa 3,2 Gramm für Erwachsene und 0,5 Gramm für Säuglinge. Da wir während einer ketogenen Ernährung deutlich mehr Wasser ausscheiden, wird gleichzeitig über den Urin möglicherweise auch vermehrt Chlorid ausgeschieden, deshalb ist es in dem Stoffwechsel der Ketose wichtig, auf eine ausreichende Salzzufuhr zu achten.

Kalium K

Kalium ist das chemische Element mit dem Elementsymbol K und der Ordnungszahl 19 im Periodensystem. Es steht in der ersten Hauptgruppe und zählt ebenfalls zu den sogenannten Alkalimetallen. Kalium kommt in der Natur nur als Kation vor. Das kommt daher, dass es lediglich ein Außenelektron besitzt und dieses auch nur zu gerne abgibt, um eine energiearme und stabile Elektronenschale zu erlangen. Natürlich vorkommende, kaliumhaltige Minerale sind Sylvin, Carnallit, Kainit, Schönit, Polyhalit, Orthoklas und Muskovit. Kalium ist für die Lebenserhaltung des Menschen von größter Bedeutung. Es wird geraten, täglich mindestens zwei Gramm Kalium zu zuführen, um eine Aufrechterhaltung aller lebensnotwendigen Prozesse zu gewährleisten.

Magnesium Mg

Magnesium Mg mit der Ordnungszahl 12 ist eines der zehn häufigsten Elemente der Erdkruste. Es kommt in vielen Mineralen vor und wir finden Magnesium ebenso im Blattgrün von Pflanzen. Auch Magnesium Mg ist für unseren Organismus unentbehrlich. Der Organismus eines Erwachsenen enthält etwa 20 Gramm Magnesium. Im Blutplasma ist Magnesium zu etwa 40 Prozent an Proteine gebunden. Die Resorption von Magnesium findet im oberen Dünndarmabschnitt, aber auch im restlichen Verdauungstrakt statt. Ein Magnesiummangel ist durch schwere pathologische Veränderungen,

Schwangerschaft, Leistungssport, Nierenfunktionsstörungen, langanhaltende Durchfälle, chronische Darmerkrankungen, schlecht eingestellten Diabetes mellitus, bestimmte Diuretika und bei Alkoholabusus mit Fehlernährung durchaus möglich. Magnesium kommt in zahlreichen ketogenen Lebensmitteln vor, dazu gehören Mineralwasser, Leitungswasser, Leber, Geflügel, Fisch, Kürbiskern, Sonnenblumenkerne, Spinat, Sesam und Kohlrabi.

Phosphor P

Der Tagesbedarf eines Erwachsenen beträgt täglich circa 0,75 Gramm Phosphor P. Es hat die Ordnungszahl 15 und steht im Periodensystem in der fünften Hauptgruppe. Phosphor P finden wir in Fleisch, Fisch und Milchprodukten wie Käse. Eine Supplementierung ist durch den regelmäßigen Verzehr von Käse, Fisch und Fleisch in der ketogenen Ernährung nicht erforderlich.

Schwefel S

Schwefel S ist das chemische Element mit dem Elementsymbol S und der Ordnungszahl 16. Es steht im Periodensystem in der sechsten Hauptgruppe. Bestimmte Aminosäuren und Coenzyme enthalten ebenfalls Schwefel S. Schwefelverbindungen kommen in allen Lebewesen vor und sie haben eine Vielzahl von Funktionen. Der Gesamtschwefelgehalt des menschlichen Körpers liegt bei etwa 0,25 Prozent, wobei der Gehalt je nach Art des Gewebes variieren kann.

Natrium Na

Natrium ist das chemische Element mit dem Symbol Na und es hat die Ordnungszahl 11. Dabei handelt es sich um ein relativ häufig vorkommendes Alkalimetall und es steht im Periodensystem der Elemente in der dritten Gruppe. Doch was macht Natrium so wertvoll und wichtig für unseren Organismus?

Nun, Natrium Na ist für unseren Körper unverzichtbar und sogar überlebenswichtig. Sobald die Natrium-Konzentration in unserem Körper über ein bestimmtes, sehr geringes Maß hinaus zu schwanken beginnt, wird die Übertragung von Impulsen unserer Nerven bereits gestört und zwar mit fatalen Folgen. Neben der Weiterleitung von Nervenimpulsen ist Natrium Na aber auch äußerst wichtig für die Muskeltätigkeit, unabdingbar für die Tätigkeit des Myokards und es beeinflusst darüber hinaus die Wasserverteilung im gesamten Körper. Im reinen Zustand ist Natrium Na wachsweich, silberglänzend und sehr reaktionsfreudig. Und eben wegen dieser Reaktionsfreudigkeit kommt Natrium Na insbesondere als Salzverbindung vor, wir kennen es alle und benutzen es auch täglich: unser Kochsalz, das Natriumchlorid. In unserem Körper liegt Natrium Na vor allem als positiv geladenes Ion, als sogenanntes Na+ vor. Ein durchschnittlicher Erwachsener mit einer Körpermasse von etwa 70 kg beherbergt in etwa 100 Gramm reines Natrium. Zusammen mit anderen Ionen in unserem Körper sorgt Natrium Na für die adäquate Spannungsdifferenz zwischen dem Zellinneren und Zelläußeren. Kurz gesagt: Kalium-Ionen werden in die Zelle hineintransportiert und Natrium-Ionen aus der Zelle heraus.

Zu einer Verminderung der Natrium-Konzentration im Körper kommt es beispielsweise bei Sportlern, bedingt durch die gesteigerte Transpiration, aber auch bei einer Ödembildung im Körper durch bestimmte Medikamente oder Fehlfunktionen der Nieren. Wird hingegen durch eine unzureichende Flüssigkeitszufuhr (Dehydratation) zu wenig Wasser aufgenommen oder eben im umgekehrten Fall zu viel Wasser aufgenommen, steigt die Konzentration von Natrium Na an. Reguliert wird die Natrium-Konzentration vor allem von den Hormonen ADH, Aldosteron und dem Angiotensin II. Die Symptome zu hoher Natrium-Konzentrationen sind Spasmen der Muskulatur, Verwirrtheitszustände bis hin zu komatösen Zustände. Bei zu niedrigen Werten hingegen kann man Wesensveränderungen, Desorientierung, Kopfschmerz und Bewusstlosigkeit beobachten.

Aktuell wird eine Tagesmenge von 550 mg Natrium Na empfohlen. Durch unsere Ernährungsweise wird die empfohlene Menge an Natrium Na häufig überschritten. Bei der ketogenen Ernährung sieht die Sache jedoch ein wenig anders aus: Durch den veränderten Stoffwechsel und die gesteigerte Flüssigkeitszufuhr und damit auch durch die gesteigerte Urinausscheidung kommt es zu einer erhöhten Natrium-Ausscheidung zusammen mit dem Urin. Gerade zu Beginn, also in der bereits beschriebenen Adaptionsphase, kann sich dies durch einen quälenden Kopfschmerz bemerkbar machen. Trinkt man dann beispielsweise eine kohlenhydratreduzierte Kraftbrühe, mehrere Tassen über den Tag verteilt, gehen die Symptome deutlich spürbar zurück. Ein eindeutiges Indiz für die Unterversorgung des Körpers mit Natrium Na. Versuchen Sie es doch mal selbst.

Essenzielle Spurenelemente:

- Kobalt
- Eisen
- Fluor
- Jod
- Kupfer
- Mangan
- Molybdän
- Selen
- Silicium
- Vanadium
- Zink

Kommen wir nun zu den essenziellen Spurenelementen. Für die ordnungsgemäße Funktion unseres Körpers benötigen wir nicht nur Vitamine und Mineralstoffe, sondern auch die sogenannten Spurenelemente. Spurenelemente sind beispielsweise Bestandteile von Körperflüssigkeiten, aber auch wichtige Baustoffe von Zähnen und Knochen. Unser Körper ist nicht in der Lage, diese Spurenelemente selbst zu synthetisieren und deshalb müssen sie dem Körper mit der täglichen Ernährung zugeführt werden. Im Grunde gehören die Spurenelemente zu den Mineralstoffen, sie werden aber nur in ganz bestimmten, kleinen Mengen benötigt – deshalb der Name Spurenelemente. Wir finden nur Spuren davon in unserem Körper. Trotz der geringen Mengen sind sie jedoch lebenswichtig und das Fehlen solcher chemischen Verbindungen im Organismus führt zu Mangelerscheinungen, die sich ebenfalls fatal auswirken können. Beispielsweise kommt es beim Fehlen von Eisen zu einer Anämie und beim Fehlen von Jod in ausreichender Menge zu Stoffwechselentgleisungen der feinsten Art. Leider muss man heutzutage immer öfter feststellen, dass es trotz einer ausgewogenen Ernährung häufig zu Mangelerscheinungen kommt. Doch woran liegt das? Nun, die Antwort liegt auf der Hand: das unreife Ernten, lange Transportwege, äußere Einflüsse auf die Produkte, die industrielle Verarbeitung und die Zusätze, deren sich die Lebensmittelindustrie heutzutage im großen Stil bedient. Diese Faktoren führen dazu, dass wir minderwertige Lebensmittel zu uns nehmen. Auf der anderen Seite ist der Absatz von sogenannten Nahrungsergänzungsmittel ein monströses Geschäft, mit dem sich richtig viel Geld verdienen lässt. Ich möchte an dieser Stelle dringlich davor warnen, sämtliche Spurenelemente zu supplementieren, denn in Bezug auf die Dosierung ist höchste Vorsicht geboten. Viele Spurenelemente entfalten bereits bei einer gering überhöhten Aufnahme eine toxische Wirkung in unserem Körper. Vielmehr sollte man seinen Bedarf an Spurenelementen durch eine ausgewogene Ernährung decken und dabei möglichst auf Produkte aus Discountern, Supermärkten und Co. verzichten. Greifen Sie zu regionalen Produkten. Sie unterstützen damit nicht nur die regionale Landwirtschaft, sondern Sie tun sich etwas Gutes. Bei der Verwendung regionaler Produkte gibt es keine langen Transportwege und die Produkte werden zum richtigen Zeitpunkt geerntet. Ihre Gesundheit wird es Ihnen danken.

Kobalt Co

Bei Kobalt Co handelt es sich um ein ferromagnetisches Übergangsmetall und es hat die Ordnungszahl 27. Es wurde im Jahre 1735 von Georg Brandt entdeckt und er war es, der ihm den heutigen Namen gab. Kobalt ist ein Bestandteil von Vitamin B12 und für den Menschen überlebensnotwendig.

Eisen Fe

Eisen ist wichtig für unseren Stoffwechsel, ein Mangel führt relativ schnell zu einer Anämie. Dabei ist Eisen aus Fleisch besser vom Körper resorbierbar als beispielsweise aus Pflanzen. Eine zu hohe Eisen-Zufuhr hat negative Auswirkungen auf bestimmte Darmabschnitte, denn es limitiert das Bakterienwachstum. Verbessert wird die Aufnahme durch eine gleichzeitige Ascorbinsäure-Zufuhr, verschlechtert hingegen durch das Vorhandensein von beispielsweise Gerbsäure, die etwa in Kaffee oder schwarzem Tee vorkommt. Natürliche Eisenquellen sind unter anderem grünes Gemüse, Fleisch (insbesondere Leber und Nieren) und Nüsse. Die empfohlene Tagesmenge Eisen Fe liegt derzeit bei etwa 10 bis 18 mg für einen Erwachsenen. Ein Mangel an Eisen ist bei einer ausgewogenen Zusammensetzung in der ketogenen Ernährung nicht zu erwarten.

Fluor F

Fluor ist das chemische Element mit dem Symbol F und der Ordnungszahl 9. Der Name dieses Elements leitet sich vom lateinischen »Fluores« (Flussspat) ab. Das elementare Fluor ist stark toxisch und stark ätzend. Aufgrund der hohen Reaktivität und des schwierigen Umgangs mit Fluor wird elementares Fluor nur sehr eingeschränkt verwendet. Im menschlichen Organismus sorgt Fluor für Stabilität von Zähnen und Knochen und ein Mangel an Fluor F ist in der westlichen Welt eher selten, da unser Speisesalz in der Regel mit Fluor angereichert ist. In großen Mengen ist Fluor toxisch.

Jod I (ehemals J)

Jod ist von Bedeutung für die Bildung der Schilddrüsenhormone Thyroxin und Triiodthyronin sowie für die Regulierung des Energiehaushaltes. Jod hat die Ordnungszahl 53 und es steht im Periodensystem in der siebten Hauptgruppe. Der Name ist vom altgriechischen Wort »ioeides« (violett) abgeleitet. Die beim Erhitzen entstehenden Dämpfe sind charakteristisch violett. Auch Jod wird in unseren Breiten dem Speisesalz zugesetzt, auch ein Mangel an Jod ist beim gesunden Menschen eher unwahrscheinlich.

Kupfer Cu

Bei Kupfer handelt es sich um das chemische Element mit der Ordnungszahl 29 und dem Symbol Cu, wobei dies für die lateinische Bezeichnung »Cuprum« steht. Kupfer ist ein relativ weiches Metall und es ist deshalb besonders gut formbar. Es ist ein hervorragender Wärme- und Stromleiter und es findet vielseitige Verwendung. Kupfer Cu ist Bestandteil unserer Abwehrzellen, es reguliert den Eiseneinbau in die roten Blutkörperchen und kommt natürlich vor in Nüssen, Meeresfrüchten und Soja. Ab 7 mg Kupfer Cu täglich kann es zu toxischen Erscheinungen kommen. Die Symptome äußern sich durch abdominelle Beschwerden, Nausea, Emesis bis hin zu hepatischer Schädigung.

Mangan Mn

Mangan Mn ist das chemische Element mit der Ordnungszahl 25 und dem Symbol Mn. Es ähnelt in mancher Hinsicht dem Eisen Fe und in der Natur kommt es überwiegend als Braunstein vor. Als Bestandteil diverser Enzyme ist Mangan von hoher biologischer Bedeutung. Mangan Mn spielt bei der Verwertung von Kohlenhydraten in unserem Körper eine große Rolle. Mangelerscheinungen führen zu einem mangelhaften Calciumeinbau in die Knochen und relativ häufig kommt es bei Allergien, Asthma, Epilepsie, Diabetes mellitus und Rheuma zu einem Mangel an Mangan Mn. Eine Mangan-Unterversorgung ist auch durch eine ketogene Ernährungsweise relativ selten, denn es ist in vielen verschiedenen Lebensmittel der ketogenen Küche enthalten, unter anderem in Spinat.

Molybdän Mo

Molybdän ist das chemische Element mit der Ordnungszahl 42 und dem Symbol Mo. Auch Mo zählt zu den sogenannten Übergangsmetallen im Periodensystem. In kleinen Zusätzen dient es zur Härtung von Stahl. Molybdän ist sowohl für den Menschen wie auch für Pflanzen essenziell. Man vermutet heute, das Molybdän im Gegensatz zu anderen Schwermetallen relativ gering toxisch wirkt.

Selen Se

Bei Selen Se handelt es sich um ein chemisches Element mit der Ordnungszahl 34 und dem Elementsymbol Se. Selen Se wurde 1817 von Jöns Jakob Berzelius entdeckt. Es dient dem Zellschutz durch Unterstützung der Ascorbinsäure und baut Kadmium, Thalium und Silber ab. Es besitzt antidotische Wirkungen bei Intoxikationen mit Quecksilber und Amalgan. Es wirkt im Organismus als Antioxidans, es stärkt unser Immunsystem und entgiftet unseren Körper. Selen Se finden wir in Nüssen, Innereien, Eiern, Fisch und anderen Meerestieren.

Silicium Si

Silicium Si ist das chemische Element mit der Ordnungszahl 14 und dem Symbol Si. Es gehört zur Gruppe der Halbmetalle und seine elementare Form ist für unseren Körper ungiftig und die gebundene Form des Siliciums Si ist für den Menschen von besonderer Bedeutung. Der menschliche Organismus enthält in etwa 20 mg Silicium pro Kilogramm Körpergewicht, mit zunehmendem Alter nimmt jedoch die Konzentration im Körper ab. Silicium ist von Bedeutung für Haut, Schleimhaut, Nägel, Haare und Zähne.

Zink Zn

Zink Zn ist das chemische Element mit der Ordnungszahl 30 und dem Symbol Zn. Zink verbessert im Körper die Insulinsynthese und stärkt unser Immunsystem. Zink ist wichtig für Haut, Haare, Nägel und ist dem Körper hilfreich bei der Bewältigung von Stresssituationen. Mangelerscheinungen treten relativ häufig bei Diabetikern auf. Es ist enthalten in Milchprodukten, Fleisch und Fisch. Calcium und Mangan beeinflussen die Zinkaufnahme in einem beträchtlichen Maße, so ist die Zinkaufnahme bei einer erhöhten Calcium- oder Manganzufuhr gestört. Aktuelle liegt die empfohlene Menge an Zink bei etwa 15 mg täglich.

12. Kapitel

Mangelerscheinungen durch eine ketogene Ernährungsweise

In meinem persönlichen Umfeld gibt es nicht nur Befürworter der ketogenen Ernährung. Da ich natürlich aufgrund meiner Tätigkeiten auch viel mit Ärzten, Chemikern, Biologen und Pflegekräften zu tun habe, begegnen mir auch durchaus kritische Stimmen. Doch wie kommt es zu diesen kritischen Stimmen? Ich denke, die Antwort zu wissen. Der Erfinder der Atkins-Diät, Robert Atkins, begründete die Atkins-Diät nach dem ketogenen Prinzip. Atkins gründete 1989 eine rasch wachsende Firma, Atkins Nutritionals Inc., zu jener Zeit hatten sich Millionen Anhänger der neuen Low-Carb-Revolution verschrieben und Atkins versorgte sie alle mit einer breiten Produktpalette – eine sehr lukrative Einnahmequelle.

Doch wie so oft kommt Hochmut vor dem Fall. Die Atkins-Welle ebbte ab, im Juli 2005 wurde von Atkins Nutritionals Insolvenz angemeldet, 2007 erfolgreich beendet und zuletzt wurde Atkins' Imperium an das Unternehmen Roark Capital verkauft.

Viele Menschen verbinden noch heute mit der Atkins-Diät die Aufnahme von unbegrenzten Kalorien, fetten Lebensmitteln und reichlich Käse. Natürlich könnte dies auf Dauer nicht wirklich gesundheitsfördernd sein, zumal Atkins selbst an Adipositas und seinen Folgen litt.

In der Krankengeschichte von Robert Atkins finden sich Berichten zufolge auch Erkrankungen wie Myokardinfarkt, Herzinsuffizienz und Hypertonie. Negative Dinge bleiben oftmals besser im Gedächtnis zurück als positive. Deshalb habe ich auch großes Verständnis für all jene, die mir mit einer gesunden Skepsis entgegentreten in puncto ketogener Ernährung.

Kritik an der ketogenen Ernährungsweise

Bis heute ist die Atkins-Diät umstritten und unsere Deutsche Gesellschaft für Ernährung lehnt diese Form der Ernährung als einseitig und potenziell gesundheitsgefährdend ab. Ich glaube, dass es durchaus möglich ist, sich auch durch die KE dauerhaft gesund und ausgewogen und somit gesundheitsfördernd zu ernähren – vorausgesetzt, man leidet nicht an einer Störung des physiologischen Stoffwechsels. Ich habe bereits mehrfach darauf hingewiesen, dass die KE bei Menschen mit Diabetes mellitus (oder anderen Stoffwechselerkrankungen) in die Hände eines Mediziners gehört und auf gar keinen Fall auf eigene Faust vollzogen werden sollte. Gleiches gilt für Menschen mit einer renalen Insuffizienz, Menschen mit Leberschäden und Herzinsuffizienz. Wenn Sie sich jedoch bester Gesundheit erfreuen, dann steht der ketogenen Ernährung nichts mehr im Wege.

Die ketogene Ernährung wird oftmals missverstanden

Die fälschliche Meinung, dass die KE die unbegrenzte Aufnahme von fetten Mahlzeiten, Fleisch und Käse befürwortet, ist leider weit verbreitet. Erinnern Sie sich an das Kapitel »Gluconeogenese«? Richtig, eine unbegrenzte Proteinzufuhr führt zu einer Neubildung von Glucose. Absolut nicht hilfreich, wenn man sich gesund ernähren oder gar seine Körpermasse reduzieren möchte. Zwar brauchen wir keine Kalorien zu zählen, aber eine Lizenz zum sinnlosen Vollstopfen ist die KE nun auch wieder nicht. Auch Sie sollen sich gesund und ausgewogen ernähren – und dies ist auch in dem Zustand der Ketose möglich.

Carnitin-Mangel

Kennen auch Sie jene Werbung, bei der Nahrungsergänzungsmittel in Hülle und Fülle angepriesen werden? Es ist erschreckend, wie auf Kosten unserer Gesundheit versucht wird, Geld zu verdienen. Da lese ich zum Beispiel auf einer Internetseite bei meinen Recherchen zur ketogenen Ernährung, dass insbesondere in der Adaptionsphase das Risiko sehr hoch sei, an einem Carnitin-Mangel zu leiden. Im gleichen Atemzug wird natürlich, wie sollte es denn auch anders sein, ein tolles Carnitin-Präparat angeboten – für viel Geld und das bei einem fragwürdigen Nutzen. Carnitin, genauer gesagt L-Carnitin, ist eine natürlich vorkommende chemische Verbindung. L-Carnitin wird aus den Aminosäuren Lysin und Methionin synthetisiert. Richtig ist, dass L-Carnitin im menschlichen, tierischen und pflanzlichen Energiestoffwechsel der Zelle eine große Rolle spielt. Dabei fungiert L-Carnitin als sogenanntes Rezeptormolekül für aktivierte Fettsäuren im Cytosol (flüssige Bestandteile des Cytoplasmas) und in den Zellorganellen wie beispielsweise den Mitochondrien. Die Funktion wird dabei im Wechselspiel mit dem Coenzym A ausgeübt und langkettige Fettsäuren können nur an L-Carnitin gebunden durch die Mitochondrien-Membran transportiert werden. Ihr Organismus ist aber dazu in der Lage, L-Carnitin aus Aminosäuren selbst zu synthetisieren. Das im Körper genutzte L-Carnitin wird überwiegend aus der Ernährung aufgenommen und es befindet sich hauptsächlich in Fleischerzeugnissen. Da nun das Protein mit bis zu 35 Prozent Anteil ein wichtiger Bestandteil der ketogenen Ernährung ist, gibt es absolut keinen Grund, L-Carnitin zusätzlich in Form von Nahrungsergänzungsmitteln zuzuführen. Sie werden dadurch definitiv nicht an einem Carnitin-Mangel leiden. Carnitin findet sich in großen Mengen in rotem Fleisch, insbesondere in Schaf- und Lammfleisch, weniger, aber dennoch in Geflügel, und lediglich vegetarische Lebensmittel enthalten entweder nur sehr wenig oder überhaupt kein Carnitin. Für den Fall, dass aus welchem Grund auch immer doch zu wenig Carnitin zugeführt wird, so wird der restliche Bedarf daran über die endogene Synthese gedeckt. Vorausgesetzt jedoch, dem Körper stehen die essenziellen Co-Faktoren Ascorbinsäure, Vitamin B6, Niacin und Eisen zur Verfügung. Da wir unsere KE sinnvoll und abwechslungsreich gestalten, sind diese Voraussetzungen selbstverständlich gegeben.

Die Gesamtmenge an Carnitin liegt bei einem erwachsenen Menschen bei circa 20 bis 25 Gramm. Der Anteil in Geweben mit einem hohen Fettsäuremetabolismus ist besonders hoch. 98 Prozent der Reserven sind in Herz- und Skelettmuskulatur deponiert und über die Nieren werden täglich etwa 20 mg Carnitin ausgeschieden.

Carnitin wird oftmals als Fettverbrenner gehandelt. Durch Carnitin soll der Stoffwechsel übergewichtiger Menschen angekurbelt werden, um einen besseren Umsatz der Fettsäuren zu erzielen. Carnitin wird in diversen Studien kontrovers diskutiert und bis heute fehlt der eindeutige Beweis für diese Annahme. Ich finde, es ist rausgeschmissenes Geld und man sollte dies für derartige, oftmals teure Präparate lieber in ein leckeres Lamm-Carré investieren ...

Magnesium-Mangel

Ebenfalls auf einem vielbesuchten Internetportal, das sich mit der ketogenen Ernährung beschäftigt, lese ich, dass die KE zu einem Magnesium-Mangel führt und sich in einer Vielzahl von Beschwerden äußern kann. Um dem vorzubeugen, solle der Leser gleich zu Beginn der Ernährungsumstellung reichlich Magnesium zu sich nehmen. Auch hier wird natürlich ein entsprechendes Nahrungsergänzungsmittelchen angeboten. Mich würde nun interessieren, wie hoch der Anteil des Internetportals am Gewinn ist, ehrlich gesagt ...
Gutes Mineralwasser ist ein fester Bestandteil der ketogenen Ernährung und da wir die Flüssigkeitszufuhr insbesondere zu Beginn der Umstellung sowieso erhöhen, ist die Gefahr relativ gering, einen Magnesium-Mangel zu entwickeln, denn Mineralwasser ist eine vorzügliche Quelle für Magnesium. Aber nicht nur in Mineralwasser finden wir Magnesium. Auch grünes Gemüse wie Spinat und Brokkoli oder Kohlrabi gehören ebenso in die Keto-Küche wie Sonnenblumenkerne, Mohn, Leinsamen, Mandeln und Walnüsse. Alle aufgezählten Lebensmittel versorgen Sie mit einer ausreichenden Menge Magnesium.

Kalium-Mangel

Weiter geht es in der Liste der falschen Behauptungen und nun wird es fast schon kriminell gefährlich. Auch hier wird die Empfehlung ausgesprochen, gerade zu Beginn, also in der Adaptionsphase, zusätzlich Kalium zuzuführen, denn bedingt durch die Umstellung entwickele man sehr leicht eine Hypokaliämie.

Ehrlich gesagt erschüttern mich derartige Aussagen und ich finde es fast schon kriminell, wenn man solche Behauptungen aufstellt und im Grunde lediglich versucht, irgendein Präparat zu verkaufen. Warum? Lassen Sie es mich erklären. Die Deutsche Herzstiftung setzt sich bereits seit geraumer Zeit dafür ein, auf eine ausreichende Kaliumzufuhr über die Ernährung zu achten und es ist kein Geheimnis, dass eine zu niedrige Kalium-Aufnahme für Herzrhythmusstörungen verantwortlich gemacht werden kann. Aber umgekehrt ist es genauso möglich, wegen zu hoher Kaliumwerte Herzrhythmusstörungen zu bekommen. Und darin sehe ich eine potenzielle Gefahr, wenn ich auf gut Glück irgendwelche kaliumhaltigen Nahrungsergänzungsmittel »einwerfe« – zumal ich finde, dass es sich um ein Medikament handelt und die zusätzliche Einnahme von Kalium ausschließlich in die Hände eines Mediziners gehört.

Kalium ist für den Erhalt des Lebens essenziell und zur Steuerung der elektrochemischen Prozessen in Nerven und Muskeln sowie als Enzymaktivator von Bedeutung. Als das wichtigste intrazelluläre Kation ist es an vielen physiologischen Prozessen beteiligt:

- Bioelektrizität der Zellmembran (neuromuskuläre Reizbarkeit, Reizbildung und Reizleitung des Herzens)
- Regulation des Zellwachstums
- Beeinflussung von protektiven endothelialen Gefäßfunktionen
- Aufrechterhaltung eines adäquaten Blutdrucks
- Regulation des Säure-Basen-Equilibriums durch Beeinflussung der renalen Netto-Säureausscheidung

- Beeinflussung der Freisetzung von Hormonen (zum Beispiel Insulin aus den produzierenden Beta- Zellen der Pankreas)
- Kohlenhydratverwertung und Eiweißsynthese

Zur Aufrechterhaltung aller lebenswichtigen physiologischen Prozesse wird eine tägliche Kaliumzufuhr von mindestens zwei Gramm empfohlen (die Empfehlung in den USA und Kanada durch das FNB Food und Nutrition Board sieht eine tägliche Zufuhr von 4,7 Gramm vor). Da Kalium jedoch in fast allen Lebensmitteln mehr oder weniger enthalten ist, werden bei einem gesunden Menschen wohl kaum irgendwelche Mangelerscheinungen auftreten und nein, auch dann nicht, wenn sich dieser Durchschnittsmensch ketogen ernährt. Zu einer Kaliumunterversorgung kann es lediglich kommen, wenn man beispielsweise aufgrund einer anderen Erkrankung an starker Diarrhoe leidet. Auch Laxantien und diuretisch wirkende Medikamente können eine Hypokaliämie verursachen. Die Symptome einer Hypokaliämie können muskuläre Lähmungserscheinungen, Obstipation und Reizleitungsstörungen des Herzens sein.

Werden kaliumhaltige Präparate zusätzlich eingenommen, obwohl im Grunde über die Nahrung bereits ausreichend Kalium zugeführt wurde, so kann es relativ rasch zu einem äußerst gefährlichen Kalium-Überschuss kommen. Ein Kalium-Überschuss droht auch dann, wenn man übersäuert ist oder unter einer renalen Erkrankung leidet. Bei einer Überdosis Kalium besteht die Gefahr einer Herzrhythmusstörung und im schlimmsten Fall kann es sogar zum Kammerflimmern kommen. Aus diesem Grund bin ich der Meinung, dass kaliumhaltige Präparate zusätzlich zu unserer Ernährung nur auf ärztlichen Rat hingenommen werden dürfen. Ich möchte an dieser Stelle darauf hinweisen, dass die in den USA verwendete Giftspritze unter anderem Kaliumchlorid enthält, welches zu einer Lähmung der Herzmuskulatur und damit zum Tode führt.

Kalium ist der natürliche Antagonist des Natriums und ein ausgewogenes Verhältnis beider Mineralstoffe ist für das sachgemäße Funktionieren unseres Körpers sehr wichtig. Dabei bedingen beide Elemente einander: Eine übermäßige Natriumzufuhr kann zum einen zu einer Kaliumarmut führen, zum anderen hat Kalium jedoch einen natriuretischen Effekt. Insofern kann man durchaus sagen, dass das Na/K-Verhältnis in der Nahrung entscheidender ist als die Konzentration der einzelnen Kationen für sich alleine. Übrigens empfiehlt die WHO ein molares Verhältnis der beiden Mineralstoffe von 1:1.

Neben dem Natrium hat auch das Kalium eine enorme Bedeutung für die Regulation des arteriellen Blutdruckes. Es gibt unzählige Studien, die belegen, dass eine adäquate Kaliumaufnahme ausnahmslos zu einer Senkung des arteriellen Blutdrucks führt und das Risiko für Schlaganfälle drastisch reduzieren kann. Aber Kalium kann noch viel mehr. Es hat einen positiven Einfluss auf unseren Knochenstoffwechsel, denn eine adäquate Kaliumzufuhr verhindert eine erhöhte Calciumausscheidung, die durch eine hohe Natriumzufuhr induziert sein kann. Das bedeutet, dass Kalium die renale Calciumretention in der Niere fördert und dadurch wird indirekt vermieden, das Calcium aus den Knochen mobilisiert beziehungsweise abgebaut wird – somit wirkt es einer Osteoporose entgegen.

Ketogene Lebensmittel, die Kalium enthalten, sind unter anderem:

- Tomaten (insbesondere das Mark)
- Avocado
- Spinat
- Tomatenpüree
- Kopfsalat
- Chicorée
- Radicchio
- Chinakohl
- Endivien
- Feldsalat
- grüne Paprika
- Gurken
- Radieschen
- Sauerkraut

- Spargel
- Pilze

Einen besonders hohen Kaliumgehalt weisen Auberginen, Brokkoli, Blumenkohl, Löwenzahn, Schwarzwurzeln, Wirsing und Fenchel auf. Bei der Zubereitung muss jedoch auf eine schonende Zubereitung geachtet werden, denn Kalium lässt sich hervorragend in Wasser lösen. Lässt man das Gemüse länger im Wasser stehen, dann geht natürlich auch das Kalium verloren. Ein Umstand übrigens, den man sich beim sogenannten Wässern im Rahmen von Stoffwechsel- und Nierenerkrankungen zunutze macht.

Fazit

Abschließend möchte ich noch etwas zum Thema »Mangelerscheinungen durch eine KE« sagen. Ich glaube, dass wir alle über den notwendigen Verstand verfügen, um zu begreifen, wie wichtig eine ausgewogene und gesunde Zusammensetzung unserer täglichen Ernährung ist. Wenn Sie die KE abwechslungsreich und vielseitig gestalten, dann werden Sie alle notwendigen Vitamine, Mineralien und Spurenelemente zuführen, die Ihr Körper benötigt. Da es kein einzelnes Lebensmittel gibt, das alle für unseren Organismus wichtigen Vitamine, Mineralstoffe und Spurenelemente in ausreichender Menge vereint, sind wir darauf angewiesen, eigenverantwortlich für eine gut durchdachte und abwechslungsreiche Ernährung zu sorgen. Wie wichtig mir das Thema grundsätzlich ist, können Sie daran erkennen, dass ich ihm ganze zwei Kapitel in diesem Buch gewidmet habe – zu Recht, wie ich finde. Ich habe auf meiner ketogenen Reise in den letzten zwölf Monate viel gesehen, persönlich erlebt und natürlich auch eine ganze Menge bei meinen Recherchen darüber erfahren. Ich könnte mir im Grunde nichts Schlimmeres vorstellen, als sich monatelang abzustrampeln, ja vielleicht auf eine gewisse Art und Weise gar zu quälen, um vom Zucker loszukommen oder abzunehmen (aus welchem Grund auch immer), und dann nach all der Mühe zu erfahren oder gar zu erleben, dass man einem fatalen Irrtum unterlegen ist, seinen Körper ausgezehrt hat und aufgrund von Mangelerscheinungen krank geworden ist. Ich möchte Sie und mich davor schützen und deshalb ist es wichtig, Licht ins Dunkel zu bringen und zu hinterfragen, was unser Körper wirklich benötigt und was nicht.

Seien Sie achtsam mit sich selbst und hören Sie auf Ihre innere Stimme. Achten Sie auf Veränderungen physischer und psychischer Natur. Vitaminmangelzustände sind in der Regel nicht zu erwarten, wenn Sie meinen Rat befolgen. Achten Sie jedoch trotzdem auf mögliche Veränderungen, die Sie an sich beobachten können:

- Müdigkeit
- depressive Verstimmungen
- emotionale Labilität
- Konzentrationsschwäche
- beeinträchtigtes Kurzzeitgedächtnis
- Sehstörungen
- erhöhte Blutungsneigung
- Krämpfe
- Sensibilitätsstörungen
- erhöhte Infektanfälligkeit
- reduzierter Allgemeinzustand
- eingerissene Mundwinkel
- brüchiges Haar und brüchige Nägel

Außer während der Adaptionsphase, also in den ersten zwei bis drei Wochen, dürften Sie zu keinem Zeitpunkt derartiges aufgrund der ketogenen Ernährung an sich beobachten. Robert Atkins empfahl seinen Patienten, während der Atkins-Diät Vitaminpräparate von Anfang an zu supplementieren. Ich finde, dass diese Präparate oftmals viel zu hoch dosiert sind und ihre Zusammensetzung ist oftmals mehr als fragwürdig. Deshalb bin ich der Überzeugung, dass man den gesamten Bedarf über eine ausgewogene Ernährung decken sollte, und dass dies auch durch eine KE möglich ist, habe ich ausführlich genug eruiert und dargestellt.

13. Kapitel

Ernährungsbedingte Obstipation und Diarrhoe

Es ist gerade zu Beginn der Ernährungsumstellung und in einem besonderen Maße während der Adaptionsphase durchaus möglich, dass es zu Problemen mit der Darmentleerung kommen kann. Ich habe in den letzten zwölf Monaten folgende Beobachtungen machen können: Bei vielen Menschen, die ihre Ernährung auf eine ketogene umstellen, kommt es zu einer erschwerten Darmentleerung, aber ebenso viele reagieren mit Diarrhoe auf die enorme Umstellung. Natürlich könnte es aber auch sein, dass Sie zu jenen glücklichen Menschen gehören, die weder eine Diarrhoe noch eine Obstipation entwickeln, auch diese Möglichkeit konnte ich bei meinen Beobachtungen feststellen.

Unter einer Obstipation (Verstopfung) versteht man im medizinischen Sinne eine deutlich erschwerte oder seltene Darmentleerung bei einer gleichzeitigen reduzierten Stuhlfrequenz (wöchentliche Häufigkeit). Das Symptom des ausbleibenden oder reduzierten Stuhlgangs bezeichnet man hingegen als Konstipation im Gegensatz zur länger bestehenden Obstipation. Bei einem totalen Erliegen des Stuhltransportes spricht man von einer Koprostase.

Rein definitionsgemäß spricht man erst dann von einer Diarrhoe (Durchfall), wenn bestimmte Kriterien erfüllt werden: Mehr als drei Entleerungen eines zu flüssigen Stuhles in einem Zeitraum von vierundzwanzig Stunden.

Weder die umstellungsbedingte Diarrhoe noch die Obstipation müssen dabei medikamentös behandelt werden. Frauen leiden wesentlich häufiger an einer Verstopfung per se als Männer, wobei die Anzahl der Männer mit zunehmendem Alter steigt. Aber nicht immer sind für eine Obstipation pathologische Vorgänge im Gastro-Intestinaltrakt verantwortlich. Auch Fehlernährung, mangelnde Flüssigkeitszufuhr, der verpasste Zeitpunkt, Stoffwechselstörungen und Störungen des Elektrolythaushaltes (Kalium-Mangel) können eine Obstipation verursachen. Doch auch ein Mangel an körperlicher Aktivität (Bewegungsmangel) kann eine Obstipation verursachen. Die Symptome einer Obstipation sind unter anderem ein erhöhter Intraperitonealdruck, Schmerz, das geschwollene, brettharte Abdomen bis hin zu schweren schockähnlichen Zuständen und dem gefürchteten Miserere.

Bei der Obstipation ist es jedoch wichtig, dass Sie nicht zu lange warten und handeln, denn je länger der Darminhalt in der Ampulle verbleibt, desto mehr Flüssigkeit wird ihm entzogen. In der Folge wird es dann noch schwieriger, den Darm zu entleeren. Als Sofortmaßnahme empfehle ich einen Darmeinlauf mit wohltemperiertem Wasser (37° C). Bei auftretendem Durchfall können Sie ebenfalls aktiv werden, greifen Sie jedoch nicht zu Loperamid und Co., denn damit tun Sie sich keinen Gefallen. Gleichen Sie stattdessen den Wasser- und Elektrolythaushalt aus und sorgen Sie für eine adäquate Flüssigkeitszufuhr. Gerne können Sie dabei auch auf Fenchel-, Kümmel- oder Anistee zurückgreifen.

Ich hatte, soweit ich mich erinnern kann, noch nie an einer Obstipation gelitten – als ich jedoch meine Ernährung umgestellt habe, machte ich damit Bekanntschaft und ich kann bestätigen, dass dies alles andere als angenehm sein kann. Aber warum entwickeln manche Menschen eine Obstipation und andere wiederum eine ernährungsbedingte Diarrhoe?

Sowohl die Obstipation als auch die Diarrhoe sind gerade zu Beginn und somit in der Adaptionsphase eine Begleiterscheinung beziehungsweise Nebenwirkung der ketogenen Ernährung. Die größte Problematik geht dabei von dem Fakt aus, dass wir ja unter Umständen deutlich weniger Fasern zu uns nehmen und unser Organismus nun Fett als Hauptenergielieferant nutzen muss. Vergleichen kann man dies mit einem kleinen Kind, das gerade erst zu laufen beginnt. Das Kind lernt dabei und es wird immer sicherer und standfester –

genauso verhält es sich mit unserem Magen-Darm-Trakt, wobei das Stolpern des Kindes Diarrhoe und Obstipation sind. Vor der Umstellung auf die KE haben wir ja praktisch Unmengen an Fasern in Form von Ballaststoffen mit der täglichen Ernährung aufgenommen. Ballaststoffe finden sich hauptsächlich in Getreideprodukten, aber da wir ja nun genau diese meiden, fehlen sie unserer Verdauung. Ballaststoffe erhöhen nicht nur das Stuhlvolumen, sondern lassen unseren Darm richtig viel arbeiten und damit führen sie zu einer gesteigerten Darmperistaltik.

Erfahrungsgemäß bilden sich die Durchfälle relativ rasch zurück und das Gleiche geschieht auch mit der Obstipation. Wir warten aber nicht einfach ab, sondern werden gleich zu Beginn aktiv und wirken dem entgegen. Wie? Sie müssen einfach die erlaubte Menge Kohlenhydrate in Form von Gemüse, Salat und Rohkost ausschöpfen. Im zweiten Schritt achten Sie penibel auf eine angemessene Flüssigkeitszufuhr und sorgen für eine gesteigerte Darmperistaltik, indem Sie sich ausreichend an der frischen Luft bewegen. Zuletzt verwenden Sie in der täglichen Keto-Küche Leinsamen, Sonnenblumenkerne, Chiasamen, Kürbiskern und Mandeln.

Laxantia, also Abführmittel, lehne ich generell ab. Dabei spielt es für mich keine Rolle, ob diese nun chemisch definiert sind oder auch nicht. Laxantia sollten nur dann zum Einsatz kommen, wenn alle anderen Maßnahmen keinen Erfolg bringen, denn im Grunde tun wir uns damit keinen Gefallen, sondern wir verstärken langfristig gesehen die vorliegende Darmträgheit. Hinzu kommt dann noch die Tatsache, dass sowohl die Obstipation als auch die Diarrhoe lediglich vorübergehender Natur sind. Hat sich Ihr Körper erst einmal an die neue Ernährungszusammensetzung gewöhnt, wird es ihm keine Probleme mehr bereiten. Achten Sie einfach darauf, dass die täglich erlaubte Menge an Kohlenhydraten in Form von Gemüse, Salat und Rohkost voll und ganz ausgeschöpft wird!

14. Kapitel

Die Vorteile der ketogenen Ernährung

Bereits lange vor Atkins war die ketogene Ernährung dafür bekannt, ein äußerst zuverlässiges Mittel gegen die pharmakoresistente Epilepsie zu sein. Allem Anschein nach war dies besonders bei Kindern der Fall. Bis heute ist nicht völlig geklärt, welche Mechanismen dafür verantwortlich sind. Da es aber bei einer ketogenen Ernährung zu einer Stabilisation der Hirnfunktionen kommt, kann dies unter anderem ein Grund dafür sein. Im Kohlenhydratstoffwechsel ist dies jedoch nicht der Fall und Studien in der Vergangenheit zeigten eindeutig, dass die Ketose das ATP/ADP-Verhältnis in unserem Gehirn bemerkenswert beeinflusst (Devivo et al. 1978). Dies bedeutet nichts anderes, als dass die Ketose zu einer Steigerung der neuronalen Stabilisation führt und gleichzeitig den mentalen Focus schärft.

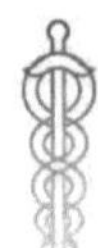

Erweiterter Exkurs

Adenosintriphosphat ATP und Adenosindiphosphat ADP

Adenosintriphosphat, kurz ATP, ist ein Nukleotid, besser gesagt das Triphosphat des Nucleosids Adenosin.

ATP ist der wichtigste chemische Energiespeicher eines Organismus und gleichzeitig wichtigster Energieüberträger in der Zelle. Eine normal arbeitende Muskelzelle setzt dabei ihren gesamten ATP-Vorrat in etwa einmal pro Minute um. Umgekehrt bedeutet dies, dass pro Sekunde und Zelle etwa zehn Millionen ATP-Moleküle verbraucht werden. Bei übermäßiger Arbeit kann eine Muskelzelle ihren ATP-Vorrat binnen weniger Sekunden restlos aufbrauchen. Die Regeneration von ATP erfolgt im Organismus aus Adenosindiphosphat ADP und Phosphat.

Adenosinmonophosphat AMP

Auch beim Adenindiphosphat ADP handelt es sich um ein Nucleotid. Es besteht aus dem Diphosphat des Nucleotids Adenosin. Das ADP entsteht dabei bei der Hydrolyse von Adenosintriphophat ATP. Analog dazu bezeichnet man Adenosin mit einer einteiligen Phosphorkette Adenosinmonophosphat AMP (die dreiteilige Kette ist das ATP). ATP ist dabei von diesen insgesamt drei Molekülen das energiereichste Molekül, das Adenosinmonophosphat AMP hingegen ist das energieärmste Molekül. Welche Bedeutung hat das im Rahmen der ketogenen Ernährung?

Nun, in anderen Worten ausgedrückt, bedeutet diese Tatsache im Grunde nichts anderes, als dass unserem gesamten Organismus bei einem ketoadaptierten Stoffwechsel deutlich mehr Energie zur Verfügung steht als bei anderen Stoffwechselwegen. Durch diesen Umstand ist man in der Lage, wesentlich effizienter zu arbeiten. Wir ermöglichen unserem Gehirn einfach, deutlich besser, schneller und effizienter zu arbeiten. Dies erklärte einiges. Dies erklärt beispielsweise, warum man das Gefühl bekommt, sich im ketoadaptierten Stoffwechsel deutlich besser zu fühlen, leistungsfähiger und mental deutlich fokussierter zu sein. Auch die neuroprotektive Wirkung der Ketose gewinnt zunehmend im Hinblick auf bestimmte Erkrankungen wie Schädelhirntraumata und demenziellen Erkrankungen an Bedeutung.

Bei meinen Recherchen zu diesem Buch bin ich im Internet auf eine Vielzahl von Erfahrungsberichten zur ketogenen Ernährung gestoßen. Viele dieser Berichte fallen alles andere als positiv aus, ja, tatsächlich könnte man meinen, dass diese Ernährungsform gar zu einer Art geistig-mentalen Lethargie führe und es sogar zu einer Beeinträchtigung kognitiver Fähigkeiten käme. Die Wahrheit ist jedoch, dass genau das Gegenteil der Fall ist. Viele dieser negativen Erfahrungsberichte beruhen auf einem einzigen Umstand, nämlich der bereits ausführlich besprochenen Adaptionsphase.

Ein Leben lang haben wir unser Gehirn einzig und allein über den Glukosestoffwechsel versorgt. Plötzlich stehen unserem Körper aber Ketonkörper als Energieträger zur Verfügung. Ein Gehirn, das jahrzehntelang in Zucker getränkt wurde, benötigt schlicht und ergreifend Zeit, um sich an den neuen Stoffwechselweg zu gewöhnen. Zusätzlich muss auch noch zeitgleich die Synthese von Ketonen in der Leber angekurbelt werden und hinzu kommt dann noch die mentale Belastung durch die Entzugssymptomatik aufgrund fehlender Kohlenhydrate.

Die Adaptionsphase wird von vielen Menschen als sehr belastend empfunden und ich möchte es auch nicht »schönschreiben« – ich habe mich zu Beginn wirklich damit sehr gequält. Dabei läuft man Gefahr, diese Lethargie mit dem Zustand der Ketose zu verwechseln. In der Folge wird vorzeitig abgebrochen oder viel zu früh werden Refeed-Days (Cheatdays) eingelegt, noch bevor man vom Zustand der Ketose profitieren kann.

Der Artikel »Your brain on Ketones« (evolutionarypsychiatry.blogspot.de) von Emily Deans aus dem Jahre 2010 beschreibt im Detail den Sachverhalt und erklärt die grundlegenden Mechanismen, die hinter der neuronalen Stabilität des Gehirns im Falle einer ketogenen Ernährung stehen.

Verringerung des Körperfettanteils und Senkung des LDL-Cholesterinwertes

Wer übergewichtig ist oder gar an einer diagnostizierten Fettleibigkeit (Adipositas) leidet, den führt im Grunde über kurz oder lang kein Weg an einer ketoadaptierten Ernährung vorbei. Die Ketose ist geradezu dafür prädestiniert, langfristig überschüssiges Fett (ohne sich unters Messer zu legen) und den LDL-Cholesterinspiegel dauerhaft zu senken.

Cholesterin (auch Cholesterol genannt) ist ein essenzielles Sterol und es ist ein wichtiger Bestandteil der Plasmamembranen. Cholesterin erhöht zum einen die Stabilität der Zellmembran und gemeinsam mit Proteinen trägt es dazu bei, Signalstoffe in die Zellmembran einzuschleusen und wieder hinauszubefördern. Das Fettmolekül Cholesterin ist aber auch Baustein vieler Hormone und den größten Teil des Bedarfs deckt unser Körper über die eigene Synthese. Auch die Gallensäuren wie die Chol- und Glykocholsäure basieren auf der Ausgangssubstanz Cholesterin. Cholesterin wird vor allem hepatisch synthetisiert, aber auch über die Nahrung nehmen wir bekanntermaßen Cholesterin auf. Im Wesentlichen gibt es drei Formen dieses Lipides: HDL (High-Density-Lipoprotein-Cholesterin), LDL (Low-Density-Lipoprotein-Cholesterin) und das Gesamtcholesterin. HDL verfügt also über eine sehr hohe Dichte, LDL hingegen über eine geringe Dichte.

Wenn wir über zu viel Cholesterin im Gefäßsystem verfügen, dann steigt das Risiko für Arteriosklerose und damit auch für Krankheiten wie Myokardinfarkt (Herzinfarkt) oder Apoplexie (Schlaganfall). Die Medizin bedient sich in der Regel am Cholesterinspiegel, um das Arteriosklerose-Risiko zu ermitteln. Möchte man jedoch präzisere Aussagen darüber machen, dann muss der LDL- und der HDL-Wert ermittelt werden. Nach neuesten Erkenntnissen muss man heute davon ausgehen, dass das LDL die Arteriosklerose begünstigt, das HDL hingegen vermutlich eher protektive Eigenschaften aufweist.

Zu einem erhöhten Cholesterinspiegel kommt es unter anderem bei:

- Diabetes mellitus
- Hypothyreose
- Erkrankungen der Leber
- Fettstoffwechselstörungen
- starkem Übergewicht

Dabei wird der Cholesterin-Anteil im Gefäßsystem des Weiteren durch genetische Faktoren, aber auch durch die Ernährungsgewohnheiten beeinflusst. Zu einem erniedrigten Cholesterinspiegel kann es unter anderem bei Mangelernährung, Hyperthyreose und scheren hepatischen Schäden kommen. Als Faustregel gilt dabei ein

Gesamtcholesterinspiegel von 200 mg/dl beziehungsweise 5,2 mmol/l. Der HDL-Anteil sollte über 40 mg/dl (1,0 mmol/l) liegen, der LDL-Anteil hingegen bis maximal 160 mg/dl (4,1 mmol/l). Und wie verhält sich das nun in meinem Fall nach zwölf Monate ketogener Ernährung? Nun, mir liegt meine aktuelle betriebsärztliche Blutuntersuchung vor und die Ergebnisse sprechen für sich. Der HDL-Cholesterinwert liegt bei 69,6 mg/dl und der LDL-Cholesterinwert liegt bei 88,0 mg/dl. Ich denke, damit kann ich mehr als nur zufrieden sein.

Solange keine Stoffwechselerkrankungen vorliegen, führt die KE nicht, wie zu oft gerne behauptet wird, zu einem erhöhten Cholesterinspiegel. Das Gegenteil ist der Fall, der Anteil an HDL wird positiv beeinflusst und das Schwinden der Körperfettmasse führt unweigerlich zu einer Reduktion des LDL-Cholesterins.

Die ketogene Ernährung beeinflusst den Blutdruck

Als ich vor einem Jahr mit der ketogenen Ernährung begonnen habe, noch lange bevor mir das Ausmaß meiner Ernährungsumstellung bewusst geworden war, konnte ich bereits nach vierzehn Tagen Keto-Küche feststellen, dass sich mein arterieller Blutdruck verändert hatte. Soweit ich mich erinnern kann, lag mein Blutdruck stets bei etwa 130-140/70-80 mmHg. Nun konnte ich feststellen, dass sich dieser Wert nach unten hin verschoben hatte – nämlich auf 110/70 mmHg, und dies dauerhaft. Wie konnte sich mein Blutdruck innerhalb so kurzer Zeit dauerhaft verändern? Wie war das möglich?

Die Antwort liegt wohl, bedingt durch die Umstellung meiner Ernährung, in meiner rigorosen Einschränkung des Speicherhormons Insulin und dem signifikanten Verlust an Körperfettmasse. Nach vierzehn Tagen ketogener Ernährung hatte ich bereits sieben Kilogramm (Sie lesen richtig) abgenommen, ein Umstand, der auch meinem persönlichen Umfeld nicht verborgen blieb und immer wieder sprachen mich die Menschen um mich herum darauf an. Zu Beginn bemerkte ich es überhaupt nicht. Ich bin bereits seit vielen Jahren ein begeisterter Yoga-Jünger und es ist ein fester Bestandteil in meinem Leben. Mit zunehmendem Gewicht hatte ich auch eine gewisse Trägheit beim Ausführen meiner Asanas (Yoga-Übungen) festgestellt und mir fehlte die gewisse Leichtigkeit bei der Ausführung. Meine Trägheit war jedoch verschwunden und wie früher fielen mir meine Asanas wieder leicht. Auf die KE bin ich eigentlich gestoßen, weil ich aufgehört hatte zu rauchen und zugenommen hatte. In der Regel lag mein Optimalgewicht zwischen 61 und 63 kg, solange ich mich erinnern kann. Doch zu jenem Zeitpunkt hatte ich 76 kg auf den Rippen und ich bemerkte trotz regelmäßiger sportlicher Aktivitäten, dass ich nach einem anstrengenden Arbeitstag in der Klinik starke Rückenschmerzen entwickelten. Das war auch genau der Zeitpunkt, als mir bewusst wurde, dass ich so langsam etwas in meinem Leben verändern musste.

Als mir dämmerte, dass ich mein Gewicht reduzieren musste, war mir eines von Anfang an besonders wichtig: Ich musste eine Ernährung finden, die es mir ermöglichte, an Gewicht zu verlieren, aber gleichzeitig durfte ich dabei nicht hungern. Ich stamme aus einer italienischen Einwandererfamilie und ich liebe die mediterrane Küche und somit gutes Essen. Dazu gehört selbstverständlich meine geliebte selbst gemachte Pasta aus Hartweizengries, die knusprige Pizza, eine deftige Lasagne oder etwa die heiß begehrte »Pasta al forno« ... Mir war einfach klar, dass ich einen Ernährungsweg finden musste, der es mir gestattete, abends satt zu Bett gehen zu können. Mittlerweile bin ich bereits über zwölf Monate in der Ketose. Natürlich lege ich auch Cheatdays ein und ich möchte diese Tage auch definitiv nicht missen. Ich habe von Anfang an ein Tagebuch geführt, manchmal hatte ich täglich mehrere Einträge, einfach weil so viel mit meinem Körper passierte und ich so viel beobachten konnte. Oh ja, die Beobachtung spielt eine wichtige Rolle im Leben einer Pflegekraft. Wahrnehmung und Beobachtung sind mächtige Instrumente in der Pflege. Ich wiege aktuell 61 kg – manche würden jetzt wohl sagen, dass das einfach zu wenig sei bei einer Körpergröße von 1,68 m – ich sehe das aber ein wenig anders. Ich war immer schon eher mager und ich habe nie wesentlich mehr gewogen. Ich habe mich stets wohl in meinem Körper gefühlt und ich esse für mein Leben gern, wie bereits erwähnt– soweit ich zurückblicken kann, habe ich stets ordentlich zuschlagen können, ohne dabei nennenswert in die Breite zu gehen.

Mittlerweile bin ich aber 39 Jahre jung und ich habe an und in mir gewisse Veränderungen bemerkt. Der Zahn der Zeit nagt auch an mir und heute kann ich es mir einfach nicht mehr leisten, täglich dreimal Pasta zu essen, zweimal wöchentlich die Fast Food-Giganten in der City aufzusuchen und am Wochenende noch zum Italiener um die Ecke zu gehen. Nein, diese Zeiten gehören der Vergangenheit an und das ist aber auch vollkommend in Ordnung für mich. Als ich mit der ketogenen Ernährung vor zwölf Monaten angefangen habe, wog ich genau 76,5 kg. Ich habe mein Gewicht durch die Umstellung meiner Ernährung tatsächlich spielend und ohne zu hungern auf 61 kg reduzieren können. Anzeichen von etwaigen Mangelerscheinungen kann ich bis zum heutigen Zeitpunkt an mir nicht feststellen und ich fühle mich gesünder denn je.

Doch zurück zu den Vorteilen der ketogenen Ernährung. Mittlerweile wissen Sie, dass unser Organismus durchaus dazu in der Lage ist, auch ohne Kohlenhydrate zu funktionieren und das sogar sehr gut. Die in den hepatischen Zellen synthetisierten Ketonkörper liefern unseren grauen Zellen jene Energie, die für die reibungslose Funktion benötigt wird. Umgekehrt jedoch ist unser Organismus nicht dazu in der Lage, ohne Fett im Sinne eines Makronährstoffes auszukommen. Ohne Fett geht rein gar nichts, weder die Hormonsynthese noch die Nutzung fettlöslicher Vitamine, um nur einige Beispiele zu nennen. Dabei deckt das menschliche Gehirn rund 80 Prozent seiner Energie aus den synthetisierten Ketonen ab – ein beachtlicher Anteil, wenn man bedenkt, dass der marginale restliche Anteil aus der Gluconeogenese stammt.

In einem derartigen Zustand werden die Ketone auch transdermal, also über die Haut, zusammen mit der Transpiration und der Abatmung ausgeschieden. Dies macht sich unter anderem durch einen süßlichen Aceton-Geruch im Atem bemerkbar. Dieser ist nicht mit dem stechenden Ammoniakgeruch zu verwechseln, der aus einer

Energiemangelsituation auftreten kann infolge von exzessivem Ausdauersport.

Die reine KE ohne ein explizites Sporttraining führt im Endeffekt bei der Reduktion des Körperfettanteils zu den gleichen Ergebnissen, als ob zusätzlich zu einer Lowcarb-Ernährung konsequent und schweißtreibend trainiert wird. Ein weiterer Vorteil der ketogenen Ernährung, wie ich finde, der sich durchaus sehen lassen kann.

Die ketogene Ernährung führt zu einer natürlichen Hemmung des Appetits

Doch damit noch nicht genug, denn es kommt noch besser. Die KE führt auf eine natürliche Art und Weise zu einer Hemmung des Appetits, denn im Vergleich zum Kohlenhydratstoffwechsel, bei dem oftmals auch zusätzlich leere Kalorien vertilgt werden, profitieren Sie in der Ketose von qualitativ hochwertigen Substanzen der zugeführten Kalorien. Proteine und Fette haben eine deutlich größere Wirkung auf die Sättigung nach einer Mahlzeit als Kohlenhydrate (Zucker). Generell führt dieser Umstand zu einer Verringerung Ihrer Kalorienaufnahme und das Risiko, zu viel zuzuführen (auch im Sinne der Gluconeogenese, die durch ein Übermaß an Protein verursacht sein kann), ist relativ gering bis gar nicht vorhanden. Schon bald werden Sie merken, dass Sie deutlich weniger Lebensmittel benötigen als bei einem anderen Stoffwechselweg.

Wir wissen heute, dass die durch eine KE freigesetzten Cholecystokinine (CCK) den Appetit dämpfen. Das CCK (oder Pankreozymin) ist ein Peptidhormon des Gastro-Intestinal-Traktes. Bedingt durch seine zentralnervöse Wirkung führt es zur Auslösung des Sättigungsgefühls.

In seiner Struktur ähnelt das CCK dem Gastrin (ebenfalls ein Peptidhormon des Gastro-Intestinal-Traktes) und es besteht aus diversen Aminosäuren. Ort der Synthese ist zum einen der obere Zwölffingerdarm (Duodenum) sowie Jejunum (Leerdarm) in den sogenannten I-Zellen und das Vorhandensein von Fett- und Aminosäuren im Chymus (Speisebrei) führt zur Ausschüttung von CCK. Ein weiterer beeinflussender Faktor des Appetits ist die Gegenwart des Ketonkörpers selbst, dem Beta-Hydroxybutyrat.

Zuletzt wird die Hemmung des Appetits durch das physiologische, natürliche Milieu geschaffen, welches wir durch eine ketogene Ernährungsweise erzielen, nämlich nichts anderes als ein niedriger und konstanter Blutzuckerspiegel. Die Ketose minimiert automatisch die Gefahr einer Hypoglykämie, die Sättigung wird durch die Gegenwart von Proteinen und Fetten verstärkt. In der Gesamtsumme führt dies dann dazu, dass all diese Faktoren zusammengefasst auch das hormonelle Umfeld unseres Organismus beeinflussen und damit auch jene Substanzen, die für eine Sättigung oder aber das Empfinden von Hunger verantwortlich sind, in einem starken Maße.

Die ketogene Ernährung beeinflusst das Sättigungshormon Leptin und das Hungerhormon Ghrelin

Vielleicht haben Sie schon einmal etwas von den beiden Hormonen Leptin und Ghrelin gehört, vielleicht aber auch nicht. Leptin besitzt die Eigenschaft, ein auftretendes Hungergefühl zu unterdrücken und bei der Regulierung der Lipolyse spielt das Leptin eine übergeordnete Rolle.

Neben der Sättigung bewirkt Leptin aber auch eine Erhöhung des arteriellen Blutdrucks, die Herzfrequenz steigt und Leptin bewirkt ebenso durch die Entkopplung der Zellatmung von der ATP-Synthese die bereits erwähnte Thermogenese. Diese Tatsachen beruhen auf der Stimulation des sympathischen Nervensystems. Das sympathische Nervensystem, auch als Sympathikus bezeichnet, ist neben dem Parasympathikus und dem sogenannten enterischen Nervensystem ein Teil des vegetativen Nervensystems. Fast alle Organe werden vom Sympathikus und Parasympathkus gesteuert, sie ergänzen sich antagonistisch und ermöglichen eine unwillkürliche Regulation der Organtätigkeit in unserem Körper.

Man hat festgestellt, dass adipöse Menschen einen besonders hohen Leptin-Spiegel aufweisen. Im Grunde ist das paradox und man muss heute davon ausgehen, dass adipöse Menschen eine Art Leptin-Resistenz ausbilden. Anders lässt sich der erhöhte Leptin-Spiegel aktuell nicht erklären. Bei einer Leptin-Resistenz bleibt die physiologische Wirkung des Leptins anscheinend auf der Strecke und es verfehlt sein Ziel – nämlich einen Zustand der Sättigung hervorzurufen. Wie eine Studie an Mäusen zeigte, könnte sich das Leptin als absolute Alternative zum Insulin bei Menschen mit einer Diabetes mellitus Erkrankung des Typs I erweisen. Scheinbar ist Leptin der bessere Antagonist von Glukagon. Man hat festgestellt, dass es den Blutzuckerspiegel weitaus präziser senken kann, als dies beim Insulin der Fall ist.

Nach dem heutigen Stand der Wissenschaft muss man davon ausgehen, dass die Ghrelin-Synthese bei der ketogenen Ernährung deutlich gehemmt wird. Das appetitanregende Ghrelin wird in der Magenschleimhaut und in der Pankreas unsers Körpers hergestellt. Genauer gesagt wird Ghrelin unter anderem in den Belegzellen im Epithel des Magenfundus und von ganz bestimmten Zellen der Bauchspeicheldrüse synthetisiert. Ghrelin gehört zu den sogenannten Peptidhormonen und es besteht aus 28 Aminosäuren. Neben der Regulation der Nahrungsaufnahme reguliert Ghrelin auch die Sekretion von Wachstumshormonen. Wenn wir Hunger empfinden, so steigt der Ghrelinspiegel im Blut deutlich an und in der Regel sinkt er nach der Nahrungsaufnahme wieder ab. Man geht heute davon aus, dass Schlafmangel zu einer erhöhten Ghrelin-Ausschüttung führen kann und vermutlich verbirgt sich dahinter der Mechanismus zur Entwicklung von Adipositas. Ghrelin kann mit unserem Körper ein ganz schön gemeines Spiel treiben. Sobald man Gewicht verliert, erhöht sich der Ghrelinspiegel in unserem Blut. In der Folge kommt es bei weniger Masse zu einem deutlich gesteigerten Hungergefühl, sprich, wir essen wesentlich mehr als vor der Gewichtsabnahme. Doch wie verhält sich der Ghrelin-Fall in der Ketose?

Nun, in der Ketose sieht die Sache ganz anders aus. Man konnte in einer Studie nachweisen, dass sich die Ghrelin-Konzentration während der Ketose zurückbildete. Die Ghrelin-Werte sind sogar während der Ketose deutlich geringer als vor der Ketose. Somit sorgen die verringerten Ghrelin-Werte bei einer ketogenen Ernährungsweise für deutlich weniger Appetit.

Sie sehen, die Liste der Vorteile, die durch eine KE erzielt werden können, ist sehr umfangreich und sie spricht eine deutliche Sprache.

15. Kapitel

Der gesteigerte mentale Fokus in der Ketose

Neben allen positiven Effekte, über die ich bereits voran detailliert berichtet habe, gibt es einen Punkt im Rahmen der Ketose, dem ich eine besondere Aufmerksamkeit schenken möchte. Es handelt sich dabei um den mentalen Fokus, den Sie persönlich erfahren können, sobald Sie die Adaptionsphase hinter sich gelassen haben und mit der Ketose vertraut sind.

Wir allen leben in einer Welt, die von einer wahren Informationsflut Tag für Tag regelrecht überrollt wird. Wenn wir mithalten möchten, dann müssen wir auch stets gut funktionieren, wir dürfen nichts dabei vergessen, müssen uns im Berufsleben beweisen und zeitgleich für Haus, Schober und Hof sorgen. Aber was bedeutet der gesteigerte mentale Fokus überhaupt?

Unter einem mentalen Fokus versteht man im Grunde nichts anderes als die bewusste Konzentration auf ein spezifisches Ziel. Wenn Sie mich aktuell nach meinem mentalen Fokus fragen, dann ist dies kurzfristig die Fertigstellung dieses Buches und mittelfristig das angestrebte Examen in der Gesundheits- und Krankenpflege. Langfristig ein gesundes, erfülltes und sorgloses Leben mit all jenen Werten, die mir besonders wichtig scheinen.

Sie sehen, der mentale Fokus ist stets personenorientiert und etwas sehr Spezielles. Ich bin mir sicher, dass auch Sie einen ganz bestimmten und individuellen mentalen Fokus vor Augen haben.

Da wir in unserem Alltag aber nun all den nur zu gut bekannten Einflüssen unterliegen, ist es ein Leichtes, uns abzulenken, und manchmal geht es sogar so weit, dass wir unseren mentalen Fokus und somit ein ganz bewusstes und klar definiertes Ziel aus den Augen verlieren. Und nun kommt die KE ins Spiel. Die KE wird in Ihrem Kopf den notwendigen Spielraum schaffen, um sich dessen wieder bewusster zu werden. Sie wird Ihnen ermöglichen, sich wieder bewusst auf ein ganz bestimmtes Ziel zu konzentrieren, dabei spielt es keine Rolle, ob es sich dabei um die Gewichtsreduktion handelt, eine bessere Lebensqualität, ein gesteigertes Selbstbewusstsein et cetera. Wichtig ist lediglich die Tatsache, dass Sie Ihren mentalen Fokus ernährungs- und stoffwechselbedingt steigern.

Sie können den Begriff »mentaler Fokus« auch einfach durch den Begriff »gedankliche Konzentrationsfähigkeit« ersetzen, wenn Sie damit besser klarkommen. Im Laufe der Zeit werden Sie auch diesbezüglich eine gewisse Routine entwickeln und Sie werden immer öfter innehalten und sich selbst reflektieren. Routine und Reflexion sorgen auch dafür, dass Sie zunehmend lernen - wie ein Hochleistungssportler, der immer wieder ein bestimmtes Training wiederholt, bis es sitzt - ihren eigenen Körper immer besser kennenzulernen. Sie werden bemerken, zu welchem Zeitpunkt Sie nach einem Refeed-Day wieder in den ketoadaptierten Stoffwechsel kommen, ebenso werden Sie bemerken, wie Sie aus der Ketose fallen und den krassen Unterschied beider Stoffwechselwege spüren. Wenn Sie sich für die ketogene Ernährung entschieden haben, dann kann ich Sie dazu nur beglückwünschen und ich kann bestätigen, dass Sie die richtige Entscheidung getroffen haben. Sollten Sie auf Ihrem Weg einmal stolpern, dann ist das weiter überhaupt nicht schlimm. Aufstehen und weiterlaufen – das ist das Einzige, was wirklich zählt. Und haben Sie auch kein schlechtes Gewissen, wenn Sie einen Cheatday oder einen Refeedday einlegen. Das brauchen Sie definitiv nicht zu haben, ganz im Gegenteil. Genießen Sie die Zeit und jene Lebensmittel, die Sie in den vergangenen Wochen entbehren mussten. Sie werden relativ schnell wieder in die Ketose kommen, Ihr Körper benötigt lediglich ein wenig Zeit, um die Zucker-Speicher zu leeren.

Abschließend möchte ich noch sagen, dass der gesteigerte mentale Fokus einfach ein positiver Nebeneffekt des ketoadaptierten Stoffwechsels ist und Sie werden spätestens nach der Adaptionsphase wissen und am eigenen Leib spüren können, wovon hier die Rede ist.

16. Kapitel

Das Pro und Kontra der ketogenen Ernährung

Da wir nun allerlei erstaunliche Fakten über die Ketose gehört haben, möchte ich aus Gründen der Objektivität zum Pro und Contra der ketogenen Ernährung kommen. Jeder der sich schon einmal mit einer Diät beschäftigen musste, weiß, dass alle Diätkonzepte unabhängig davon, ob sie fettreduziert oder kohlenhydratreich sind, einfach wirklich nicht das halten, was sie versprechen. Und alle Diäten haben im Grunde eines gemeinsam: Im Endeffekt funktionieren sie allesamt, wenn überhaupt, lediglich durch ein Kaloriendefizit. Anders sieht dies jedoch im Rahmen der ketogenen Ernährung aus. Die KE ist die einzige Form der Ernährung, die nicht auf dem Prinzip eines Kaloriendefizites basiert.

Die Gegner dieser Ernährungsform leisten teilweise noch heute erbitterten Widerstand und stets ist die Rede von schlechten Cholesterinwerten, einem schlechten Blutzuckerspiegel, Mangelernährung und einem erhöhten Risiko für Arteriosklerose und somit Apoplex und Myokardinfarkt. Dass dies jedoch absolut nicht der Wahrheit entspricht, habe ich bereits auf den vorherigen Seiten detailliert eruiert. Keine andere Ernährungsform steht der Physiologie unseres gesamten Organismus so nahe, wie es die KE vermag.

Sie basiert nämlich auf einer Ernährungsweise, wie sie bereits in den Anfängen der Menschheitsgeschichte vorkam – und auf einem ähnlichen Prinzip beruht die Paleo-Ernährung.

In der Natur würden Produkte wie Getreide, Mehle, Vollkorn, Zucker und andere Lebensmittel, die Tag für Tag zugeführt werden, schlicht und ergreifen nicht existieren. Ebenso wenig existierte die moderne Zivilisation noch die moderne Landwirtschaft. Stattdessen würde sich der Mensch unter natürlichen und somit physiologischen

Bedingungen durch Fette und Proteine ernähren, lediglich ein marginaler Rest würde aus gesunden Kohlenhydraten bestehen in Form von Obst, Gemüse und Beeren, ohne dass dabei die Gesundheit gefährdet werden würde.

Wenn es um Fette geht, sind sehr viele Menschen sehr skeptisch und das mit gutem Grund. Bei einer ketogenen Ernährung ist diese Skepsis jedoch völlig unbegründet, denn dieses Fett ist in unserem Fall die wichtigste Nahrungsquelle neben dem Protein. Das Fehlen der Kohlenhydrate ist der entscheidende Faktor und es sorgt dafür, dass das Fett für uns unschädlich, gar lebensnotwendig und somit essenziell wird. In Kombination mit Kohlenhydraten und somit mit einer Insulinausschüttung wird Fett für den Organismus bei Erreichen eines bestimmten Schwellenwertes zu einem gravierenden Problem mit enormen Folgen für Leib und Leben.

Dies sind nun die Gründe, warum man sich für die KE entscheiden kann:

- Der arterielle Blutdruck wird gesenkt und somit eine Hypertonie positiv beeinflusst.
- Effektive Therapie bei pharmakoresistenter Epilepsie
- Eine vorhandene Migräne wird positiv beeinflusst.
- HDL wird erhöht, LDL gesenkt.
- Das Gehirn ist deutlich leistungsfähiger als beim Kohlenhydratstoffwechsel.
- verbesserte Schlafqualität
- Gewichtsreduktion
- gesteigertes Wohlbefinden
- Depressive Verstimmungen werden positiv beeinflusst.
- Die Ketose ist ein absolut physiologischer Zustand.
- Ketone sind sozusagen ein Supertreibstoff für unseren gesamten Organismus.
- Ein stabiler Blutzuckerspiegel verhindert Heißhungerattacken.
- Ketone spielen bereits von Geburt an eine äußerst wichtig Rolle.

- Naturvölker wie beispielsweise die Inuit ernähren sich heute noch wie vor 100.000 Jahren.
- Hätte unser Organismus die Wahl, so würden Herz, Muskulatur, Leber und unser Gehirn Ketonkörper der Glucose vorziehen.
- Ein bereits manifestierter Diabetes mellitus wird positiv beeinflusst.
- Das Sättigungsgefühl stellt sich viel früher ein als bei einem Kohlenhydratstoffwechsel.
- Fette als Nahrungsquelle sind Kohlenhydraten deutlich überlegen.
- Mit der Ketose stellt sich auch ein verschärfter mentaler Fokus ein.
- Man isst deutlich weniger als im Kohlenhydratstoffwechsel.
- Entzündliche Reaktionen im Körper werden positiv beeinflusst.
- Stabiler Energielevel
- Verbesserte metabolische Effizienz
- Ketonkörper steigern die Arbeitsfähigkeit des Herzens und sie führen gleichzeitig zu einem geringeren Sauerstoffverbrauch.
- Muskulatur, Herz, Leber und Gehirn können Ketonkörper weitaus besser als Kohlenhydrate nutzen, ein Übermaß an Kohlenhydraten kann sie sogar schädigen.
- Innere Zufriedenheit und Ausgeglichenheit
- Die Ketose führt zu einer Wiederherstellung der Insulinsensitivität.
- Die Ketose senkt die Infektanfälligkeit.
- Der ketoadaptierte Stoffwechsel verringert die Triglyceride.
- Gespeichertes Körperfett wird als Treibstoffquelle genutzt.
- Eine KE kann Verdauungsschwierigkeiten positiv beeinflussen.
- Ketone steigern ebenso den Sexualtrieb, Kohlenhydrate hingegen dämpfen diesen.
- Ketone machen das Immunsystem leistungsfähiger.
- Da weniger freie Radikale produziert werden, wird der natürliche Alterungsprozess verlangsamt.
- Nach körperlich anstrengender Arbeit regeneriert sich der Körper viel schneller.

- Besseres Hautbild und Hautprobleme werden positiv beeinflusst.
- Verbessertes Gedächtnis und eine gesteigerte kognitive Leistungsfähigkeit
- Es werden Cheat- und Refeeddays eingelegt

Wie Sie selbst lesen konnten, gibt es eine Vielzahl von Gründen, warum man sich für eine ketogene Ernährungsweise entscheiden sollte. Und wie sieht es nun mit dem Contra aus? Welche Gründe sprechen dagegen, sich für die KE zu entscheiden?

- Die ketogene Ernährungsweise setzt eine bestimmte Willensstärke voraus.
- Je stärker der Verzicht auf Kohlenhydrate empfunden wird, desto schwieriger wird es, auf eben diese zu verzichten.
- Die KE setzt einen gesunden Stoffwechsel voraus und ist somit nicht für jeden gleichermaßen geeignet.
- Niereninsuffiziente und lebererkrankte Menschen dürfen sich keineswegs ketogen ernähren, da dies zu einer weiteren Schädigung der betroffenen Organe führen kann.
- Wird die Ernährung nicht langfristig umgestellt, kann es im Kohlenhydratstoffwechsel durchaus zum unerwünschten Jojo-Effekt kommen.
- Die Adaptionsphase kann als sehr belastend empfunden werden und kann unter Umständen bis zu drei Wochen anhalten.
- Die KE kann eine Obstipation unter Umständen begünstigen.
- Im Rahmen einer ketogenen Ernährungsweise kann es unter Umständen zu einer Unterversorgung mit Vitaminen, Mineralien und Spurenelemente kommen, eine Supplementierung ist dann unumgänglich.

Dies sind die Gründe, die gegen eine KE sprechen und wie Sie feststellen können, spricht im Grunde viel mehr für eine derartige Ernährungsform als dagegen.

17. Kapitel

Die ketogene Einkaufsliste

Auf den folgenden Seiten möchte ich mich ausgiebig mit den ketogenen Lebensmitteln beschäftigen.
Als ich mit der Ernährungsumstellung angefangen habe, habe ich mich ehrlich gesagt sehr schwer damit getan. Im Internet kursieren diverse Nährstoffangaben und geht man in den Supermarkt, so muss man relativ schnell feststellen, dass es wirklich im Verhältnis zu den anderen Produkten nur wenige Lebensmittel mit einem Kohlenhydratanteil von 0 Prozent gibt. Vergleicht man nun fertige Lebensmittelprodukte untereinander, wird man ebenfalls schnell feststellen, dass gerade die großen, bekannten Marken, die den Markt beherrschen, in nahezu jedem Lebensmittel Zucker - in welcher Form auch immer - verarbeiten, auch wenn dies im Grunde gar nicht notwendig wäre. Dies ist doch einfach ausgedrückt Grund genug, sich darüber seine Gedanken zu machen ...

No-Name-Produkte haben oftmals das bessere Kohlenhydrat-Profil,. Sie kommen in der Regel mit deutlich weniger Kohlenhydraten aus und schmecken mindestens genauso gut. Schön, dass es diese Lebensmittel bei Aldi und Co. gibt.

Beginnen wir also mit unserer Einkaufsliste, um unsere Ernährung ketogen umzustellen und Ihren Körper in eine Fettverbrennungsmaschine zu verwandeln.

Lebensmittel, die praktisch kaum Kohlenhydrate enthalten, sind folgende:

- Fleisch, dabei spielt es kaum eine Rolle, welche Art von Fleischerzeugnissen, idealerweise stammt das Fleisch für die Keto-Küche aus einer Bio- oder Weidehaltung
- Geflügel

- Wild
- Wurstwaren: Vorsicht ist hier geboten, ich kenne keine Wurstwaren, die wirklich ohne Kohlenhydrate auskommen, oftmals ist Dextrose in den Gewürzen enthalten, eine Kohlenhydratmenge von 1 Gramm und weniger sollte angestrebt werden, also Augen auf beim Einkauf!
- Schalentiere wie Hummer, Garnelen, Krebse
- Weichtiere wie Muscheln, Austern, Polpo, Schnecken
- Eier (sie bilden die solide Grundlage der Keto-Küche, ihr Kohlenhydrat-Anteil liegt bei etwa 1,1 Gramm pro 100 Gramm Hühnerei)
- Käse: Der wichtigste Vertreter der Keto-Küche ist tatsächlich der Käse. Es gibt zig Sorten, die wunderbar ohne Kohlenhydrate auskommen und sich bestens für die ketogene Küche eignen. Dazu zählen unter anderem Camembert, Edamer, Gouda, Bergkäse, diverse Frischkäse-Zubereitungen, Gorgonzola und viele andere mehr
- Fette und Öle: Auch sie bilden die Grundlage der ketogenen Küche. Zu bevorzugen sind hier Butter, Butterschmalz, natives Kokosöl (!), Öle mit einem hohen Anteil an Omega-3 wie beispielsweise Leinöl, Hanf-, Walnuss- oder Rapsöl und, nicht zu vergessen, das native Olivenöl. Achten Sie beim Kauf der Lebensmittel und der Öle auf eine besonders gute Qualität, Ihre Gesundheit wird es Ihnen danken.

Die Menge an Kohlenhydraten (individuell zwischen 20 und 45 Gramm) sollte stets gleichmäßig auf die jeweiligen Mahlzeiten verteilt werden. Die Hardliner unter uns sollen darauf hingewiesen werden, dass unserem Körper die Mindestmenge an Kohlenhydraten (20 Gramm täglich) zugeführt werden sollte. Man kommt oder bleibt trotzdem im ketogenen Stoffwechsel, unterstützt die Magen-Darmtätigkeit und vermeidet lästige Obstipationen durch die protein- und fettreiche Kost.

Lebensmittel mit Kohlenhydraten in unterschiedlicher Dichte

Im folgenden Abschnitt möchte ich jene Lebensmittel aufzählen, die ebenfalls die Grundlage der Keto-Küche bilden. Ich habe sie je nach Kohlenhydrat-Dichte in unterschiedliche Gruppen eingeteilt. Alle kohlenhydrathaltigen Lebensmittel müssen in der täglichen Berechnung berücksichtigt werden.

Lebensmittel mit bis zu 2 Gramm KH pro 100 Gramm:

- Endiviensalat, Kopfsalat, Oliven, Radiccio, Eisbergsalat, Bohnensprossen
- alle Pilze bis auf Shitake und Trüffel

Lebensmittel mit bis zu 4 Gramm KH pro 100 Gramm:

- Gartenkresse, Löwenzahn, Rucola, Frühlingszwiebeln

Lebensmittel mit bis zu 3 Gramm KH pro 100 Gramm:

- Artischocke, Aubergine, Blumenkohl, Brokkoli, Staudensellerie, Knollensellerie
- Gurken, Paprika, Mangold, Radieschen, Sauerkraut, Spargel, Schwarzwurzeln, Spinat
- Tomate, Zucchini, Fenchel, Grünkohl, Chinakohl

Ich empfehle bei diesen Lebensmittel pro Portion etwa 150 Gramm.

Lebensmittel mit bis zu 5 Gramm KH pro 100 Gramm:

- grüne Bohnen, Kürbis, Kohlrabi, Lauchgewächse
- Rosenkohl, Blaukohl, Topinambur, Weißkraut

Aufgrund des höheren Kohlenhydratanteils empfehle ich als Höchstmenge 100 Gramm pro Portion.

Lebensmittel, die <u>nicht</u> in die ketogene Küche gehören, sind:

- rote Beete (7 Gramm KH-Anteil pro 100 Gramm)
- Pastinake (bis zu 13 Gramm KH pro 100 Gramm)
- Mais, Kartoffeln und Süßkartoffeln

Herkömmliche Zwiebeln, Ingwer, Rettich, Bohnen, Erbsen und Kichererbsen haben leider eine zu hohe KH-Dichte und eignen sich weniger für die ketogene Küche. Getreide gehört ebenfalls nicht in die ketogene Küche. Empfehlenswert hingegen sind Saaten wie Leinsamen, Kürbiskern, Chia-Samen sowie Mandeln. Bei Erdnuss, Sojakern, Haselnuss, Sesam sollte man etwas vorsichtiger sein. Sie enthalten bis zu 13 Gramm KH pro 100 Gramm.

Obst

Das ketogenste Obst ist wohl die Avocado mit 1 Gramm KH pro 100 Gramm. Im Grunde kann man Avocado unbegrenzt in jeder denkbaren Variation verzehren.

Die folgenden Obstsorten haben einen KH-Anteil von bis zu 7,5 Gramm und eignen sich nur begrenzt oder in geringeren Portionsmengen (50 Gramm) für die ketogene Küche:

- Brombeeren, Erdbeeren, Heidelbeeren
- Holunder, Johannisbeeren, Preiselbeeren
- Papaya

Bis zu 10 Gramm Kohlenhydrate pro 100 Gramm finden wir in folgenden Lebensmitteln:

- Grapefruit, Wassermelone
- Pfirsisch, Passionsfrucht, Kiwi, Kaktusfeige

Mehr als 13 Gramm Kohlenhydrate pro 100 Gramm enthalten folgende, für die Keto-Küche ungeeigneten Lebensmittel:

- Bananen
- Datteln
- Granatapfel
- Kaki
- Süßkirschen
- Litschi
- Mirabellen
- Weintrauben
- alle Sorten von Trockenobst
- alle Fruchtsaftzubereitungen

Milchprodukte in der ketogenen Küche

Folgende Lebensmittel mit einem Kohlenhydratanteil von bis zu 5 Gramm gehören absolut in die Keto-Küche:

- Buttermilch, Creme fraiche, Naturjoghurt, griechischer Joghurt
- Kochkäse, Kuhmilch (nicht fettreduziert)
- Molke
- Mascarpone
- Schlagsahne
- Ziegenmilch
- Sojamilch
- Mozzarella (bitte keine Light-Produkte!)
- Kefir
- Frischkäse
- Schmand

Wie man unschwer erkennen kann, lässt sich die KE durchaus schmackhaft und abwechslungsreich gestalten. Achten Sie unbedingt darauf, dass Sie während einer ketogenen Ernährung ausreichend Flüssigkeit zu sich nehmen. Trinken Sie reichlich Mineralwasser, ungesüßte Tees und gehen Sie sorgsam mit Kaffee um. Sie sollen nicht gänzlich auf Kaffee verzichten, das ist überhaupt nicht notwendig, doch denken Sie an den stimulierenden Effekt des Koffeins.

Ballaststoffe in der ketogenen Ernährung

Unter dem Begriff Ballaststoff versteht man im weitgehenden Sinne Nahrungsbestandteile, die für unseren Organismus nicht oder nur unzureichend verdaulich sind. Es handelt sich bei den Ballaststoffen überwiegend um Kohlenhydrate in Form von Polysacchariden. Polysaccharide kommen vorwiegend in pflanzlichen Lebensmitteln vor. Ballaststoffe findet man in Getreide, Obst, Gemüse, Hülsenfrüchten und in Milch, wenn auch nur in geringeren Mengen. Sämtliche Getreidesorten spielen in der ketogenen Ernährung keine Rolle, ebenso das Obst. Umso wichtiger ist es, für eine ballaststoffreiche Ernährung zu sorgen. Ballaststoffe werden oftmals in wasserlösliche und wasserunlösliche Substanzen unterteilt. Der Name lässt im Grunde eine Belastung für unseren Organismus vermuten, doch dem ist ganz und gar nicht so. Im Gegenteil: Für die Gesunderhaltung unseres Körpers sind Ballaststoffe unentbehrlich. Zu den wasserunlöslichen Ballaststoffen zählen unter anderem Cellulose, Lichenin und Chitin. Beispiele für wasserlösliche Ballaststoffe sind Fruktan, Inulin und Pektine. Der Gehalt an Ballaststoffen in Lebensmitteln ist äußerst unterschiedlich. Sie sind in der Lage, das bis zu 100-fache ihrer eigenen Masse an Wasser zu binden. Einleuchtend ist also die Tatsache, warum man beim Verzehr von Leinsamen und anderer Saaten ausreichend Flüssigkeit zu sich nehmen muss.

Ballaststoffreiche Lebensmittel, die in der ketogenen Küche eine Rolle spielen, sind folgende:

- Walnüsse
- Sauerkraut
- Avocados
- Artischocken

- Rosenkohl
- Auberginen
- Gurken
- Kopfsalat
- Spinat
- Tomaten
- Zucchini
- Spargel
- Weißkohl
- Blumenkohl
- Mandeln
- Chiasamen
- Leinsamen

Eine ballaststoffreiche Ernährung ist wichtig für die Anregung der Darmperistaltik und verhindert dadurch eine unangenehme Obstipation. Durch das Vorhandensein der Ballaststoffe im Darm wird auf die Darmwand und somit auch auf die lokalen Dehnungsrezeptoren zusätzlicher Druck ausgeübt, denn die Ballaststoffe sorgen für eine permanente Zunahme ihres Volumens (sie binden Wasser im verstärkten Maße) und dies ist auch der Grund, warum Ballaststoffe die Darmperistaltik anregen.

Die Ballaststoffe wirken sich zusätzlich auch auf die Verweildauer des Chymus (Speisebrei) im Magen aus und sorgen somit für ein längeres Sättigungsgefühl. Möglicherweise hat eine ballaststoffreiche Kost einen cholesterinsenkenden Effekt. Mehrere Studien belegen, dass man durch eine ballaststoffreiche Kost das Risiko für eine KHK (Koronare Herzkrankheit) deutlich senken kann. Wahrscheinlich lässt sich dieser Effekt auf die Senkung des Cholesterins zurückführen. Ballaststoffe sind ferner dazu in der Lage, die sogenannte glykämische Last des Chymus zu senken.

18. Kapitel

Refeeding und Cheatdays

Wenn irgendwo die Rede von der ketogenen Ernährung ist, dann stößt man auch früher oder später auf die Begriffe »Cheatdays« oder »Refeeding«. Auch den Sportlern unter uns sind diese Begriffe durchaus bekannt. An den sogenannten Cheatdays wird gegessen, wonach das Herz begehrt: Pizza, Pasta, Pommes, Sahnetorte, Müsli, Brötchen, Eis und Schokolade. Es wird hier nicht auf die Kohlenhydratmenge geachtet und an Cheatdays ist alles erlaubt.

Beim Refeeding hingegen sieht die Sache ein wenig anders aus. Man isst bewusst zwar auch Dinge, die während der Ketose niemals zugeführt werden, aber eben bewusster. Der Fokus beim Refeeding sollte auf einer gesunden, ausgewogenen Ernährung liegen. Dabei werden solche Lebensmittel verzehrt, die besonders reich an Vitaminen, Mineralstoffen und Spurenelementen sind. Das ist der wesentliche Unterschied zwischen einem Refeeding und dem Cheatday. In den ersten 100 Tagen ketogener Ernährung hatte ich insgesamt vier Cheatdays eingebaut. Natürlich habe ich heute, zwölf Monate später, viel mehr Cheat- und Refeedingdays eingelegt. Aber wozu eigentlich?

In erster Linie möchte ich mit einem Cheatday oder dem Refeeding verhindern, dass mein Stoffwechsel, wenngleich ketoadaptiert, in eine Art Winterschlaf übergeht. Dadurch erreichen wir, dass unser Organismus auch weiterhin auf Hochtouren läuft und die Fettverbrennungsmaschine bleibt, an die wir uns nun gewöhnt haben. Der Cheatday ist aber auch für unser mentales Wohlergehen von Bedeutung. Ihr Organismus hat in den vergangenen Wochen Großartiges geleistet und Sie haben auf Dinge verzichten, die Ihnen Zeit ihres Lebens lieb gewesen sind.

Das Refeeding oder der Cheatday ist also als Belohnung zu sehen und zu verstehen. Es ist eine Belohnung für den bewussten Verzicht auf Kohlenhydrate und Sie haben es sich verdient. Die KE kann von manchen Menschen als eine Art Einschränkung empfunden werden – ich gehöre wohl zu eben diesen Menschen. Nie wieder Pasta essen zu können, wäre für mich ehrlich gesagt undenkbar. Wenn Sie sich bereits drei oder vier Wochen ketogen ernähren, dann werden Sie mittlerweile vier, fünf, sechs oder gar sieben Kilogramm an reiner Körpermasse verloren haben. Und deshalb dürfen Sie sich jetzt belohnen und entweder einen Cheatday einlegen oder eben einen strategischen Refeed-Day. Essen Sie an diesen Tag so viel Obst und Gemüse, wie Sie möchten. Und keine Angst, zwar werden Sie etwas träge sein, aber Ihr Körper war jahrzehntelang nichts anderes gewöhnt und Ihnen wird dies nicht den Magen verderben.

Gerne können Sie den Cheatday gemeinsam mit Ihren Liebsten beim Italiener oder Griechen verbringen und die Gelegenheit nutzen, Ihre sozialen Kontakte zu pflegen. Nach dem Cheatday oder dem Refeeding geht es dann auch, wie bereits gehabt, ketoadaptiert weiter. Wovor ich aber ausdrücklich warne, ist ein Fehler, der relativ häufig gemacht wird: Das verfrühte Einplanen des Cheatdays nach sieben oder zehn Tagen. Auch in den ersten vierzehn Tagen sollte kein Cheatday eingebaut werden, denn mit größter Wahrscheinlichkeit haben Sie gerade erst die Hälfte der Adaptionsphase hinter sich. Ein Cheatday würde nun lediglich den weiteren Erfolg der ketoadaptierten Ernährung erschweren.

Wenn Sie sich für die KE entschieden haben, weil Sie einfach an Körpergewicht verlieren müssen, dann macht es absolut keinen Sinn, bereits nach kurzer Zeit zu refeeden. Lassen Sie sich mindestens drei Wochen, wenn nicht sogar vier Wochen Zeit. Ihr Körper benötigt einfach Zeit, um sich an den neuen Stoffwechselweg anzupassen und zu gewöhnen.

Woran Sie erkennen können, dass ein Refeeding notwendig ist

Wenn Sie bereits seit längerer Zeit ohne Cheatdays oder Refeeding im ketoadaptierten Stoffwechsel sind, kann es auch mal dazu kommen, dass Ihr Stoffwechsel nicht mehr optimal arbeitet. Wenn Sie folgendes an sich beobachten können, dann ist es definitiv an der Zeit, ein Refeeding einzulegen:

- Sie frieren relativ schnell und häufiger als sonst.
- Sie treiben zwar Sport, aber trotzdem sinkt Ihre Trainingsleistung in den Keller.
- Trotz einer eindeutigen Ketose haben Sie ein verstärktes Hungergefühl.
- Das Gewicht bleibt gleich oder wird sogar mehr.
- Sie speichern vermehrt Wasser in Ihrem Körper.

Die Vorteile des Refeedings oder des Cheatdays:

- Es dient der Regeneration.
- Unter Umständen findet eine Optimierung des Stoffwechsels statt.
- Sie führen unter Umständen fehlende Nährstoffe zu.
- Ihre Psyche kann sich entspannen.
- Es motiviert Sie, an der ketoadaptierten Ernährung festzuhalten.

Wie lange dauert es, bis man nach dem Refeeding/Cheatday wieder in den ketogenen Stoffwechsel kommt?

Diese Frage wird mir sehr oft gestellt und sie lässt sich relativ leicht beantworten. Wann Sie erneut in den ketogenen Stoffwechsel finden, ist abhängig von den am Cheatday zugeführten Lebensmittel.

Ich habe mehrere Versuche gestartet und dabei festgestellt, dass man relativ schnell wieder in die Ketose findet, wenn man beispielsweise relativ gesunde Kohlenhydrate zuführt. Ich habe an einem Samstag beispielsweise 500 Gramm Kirschen gegessen, am Ende noch einen Teller Pasta Aglio & Olio mit viel Parmesan, Chili und Basilikum, befand mich aber bereits am Folgetag um 22 Uhr erneut in einer leichten Ketose. Bei einem meiner letzten Cheatdays habe ich ordentlich auf den Putz gehauen: Zweimal Fast Food, ein reichhaltiges, kohlenhydratlastiges Frühstück, asiatische Instant-Noodles zwischendurch und einiges an Schokolade – ich habe Sage und Schreibe fünf volle Tage gebraucht, um meine Zuckerspeicher zu leeren und erneut in den ketogenen Stoffwechsel zu finden.

Aber ich bereue solche Tage nicht. Ich habe mittlerweile über 16 Kilogramm an Körpergewicht verloren und ich habe es mir im wahrsten Sinne des Wortes einfach verdient.

So könnte ein klassischer Cheatday aussehen:

- Müsli, Brötchen mit Nutella, Croissant und Donut
- Sahne-Joghurt, eine Tafel feinster Schokolade
- Pommes mit Burger, Mayo, Ketchup und Eiscreme als Dessert
- Kuchen oder Torte mit Sahne
- XXL-Pizza und im Anschluss daran eine Tüte ungarischer Chips
- Vor dem Zubettgehen einen Sahnepudding und Popcorn beim Fernsehen

So könnte hingegen der strategische Refeedday aussehen:

- zum Frühstück frische Ananas mit Müsli und Quark
- Basmati-Reis mit Hühnerbrust und herzhafter Tomatensauce
- Süßkartoffeln mit Rindersteak und einem Gurkensalat
- Naturjoghurt mit Trockenobst und ein frischer Obstsalat

Die ketogene Ernährung in die Praxis umgesetzt

Sie haben jetzt sehr vieles in den einzelnen Kapiteln über die KE erfahren, doch nun ist die Zeit reif, das Erlernte auch in die Praxis umzusetzen. Eine gesunde, KE ist die Grundvoraussetzung für Ihr körperliches und seelisches Wohlbefinden. Unsere psychische Stabilität hängt nun einmal von einer guten und optimalen Zusammenstellung der Makronährstoffe ab. Genau darum geht es in diesem praktischen Teil. Sie werden die Grundlagen für die Leistungsfähigkeit, die Gesunderhaltung von Körper und Psyche genau jetzt in die eigene Hand nehmen. Sie kehren der Wirklichkeit unserer Wohlstandsgesellschaft bewusst den Rücken zu und schwimmen gegen den Strom. Unser gesamtes (fehlerhaftes) Ernährungsverhalten spielt eine bedeutende Rolle bei der Entstehung bestimmter Erkrankungen wie Hypertonie, erhöhten Lipiden (Fette), Diabetes mellitus, Adipositas, Apoplex und Myokardinfarkt – um nur einige zu nennen. Doch Sie entscheiden sich nun bewusst für den Königsweg.

Sich gesund und ketogen zu ernähren, bedeutet, ihrem Körper einen stabilen Blutzuckerspiegel zu ermöglichen, indem Sie Ihre Kohlenhydratzufuhr gewaltig drosseln, Sie sorgen für eine ausreichende Flüssigkeitszufuhr, aber nicht in Form von leeren Kalorien (=Kohlenhydrate), sondern in Form von ungesüßten Tees, Mineralwasser, Leitungswasser oder einer Kraftbrühe. Sie werden für eine optimale Versorgung mit Mikronährstoffen in Form von Vitaminen, Mineralien und Spurenelementen sorgen und Ihren Salat auch mit Ballaststoffen anreichern. Als Makronährstoffe stehen Ihnen in erster Linie Lipide und Proteine zur Verfügung. Sie werden Ihrem Körper genau jene Nährstoffe zuführen, die ihm guttun und die er zur Aufrechterhaltung der Lebensfunktionen, für das Wachstum, die Zellerneuerung und Aktivität benötigt.

Die richtige Zusammensetzung der Makronährstoffe

Lipide, Proteine und zu einem geringen Teil Kohlenhydrate in Form von Gemüse und Salaten sind die Hauptbestandteile der ketogenen Ernährung. Achten Sie bitte zu Beginn darauf, dass Sie nicht übermäßig Protein zuführen, wenn Sie vorhaben, Ihr Gewicht zu reduzieren. Da der Fettanteil der Ernährung im Vergleich zum Kohlenhydrat-Stoffwechsel relativ hoch ist, muss eine streng moderate Insulinausschüttung gewährleistet werden. Würde es aufgrund eines zu hohen

Proteinanteils Ihrer Ernährung zur Gluconeogenese (Kapitel 9) kommen, würde es in der Folge auch zu einer Insulinausschüttung kommen und dies würde bedeutet, dass die zugeführten Fette nicht in der Flamme der Ketogenese verbrennen, sondern in den Fettdepots Ihres Körpers landen.

Ihr täglicher Energiebedarf ist in erster Linie von folgenden Faktoren abhängig:

- Geschlecht
- Alter
- Grad der körperlichen Aktivität

Beachten Sie auch, dass Sie während der Adaptionsphase durchaus auch einen erhöhten Energiebedarf aufweisen können und machen Sie sich an dieser Stelle keine Sorgen. Und nein, Sie müssen auch nicht hochkomplizierte Rechnungen bewerkstelligen. Sie werden mit der Zeit lernen, wie viel Sie tatsächlich benötigen und Ihre Portionen werden im Laufe der Zeit ch kleiner werden, denn Lipide und Proteine haben einen wesentlich höheren Energiewert für Ihren Organismus als eine kohlenhydratlastige Kost.

Haben Sie auch kein schlechtes Gewissen, wenn Sie daran denken müssen, wie fettreich Ihre Ernährung sein wird. Fette gelten nach wie vor als Dickmacher, doch dies ist so nicht ganz korrekt. Fette sind nur dann für unseren Organismus ein Problem, wenn zeitgleich eine Insulinausschüttung stattfindet. Und jedes Mal, wenn Sie eine fettige und kohlenhydratreiche Mahlzeit zu sich nehmen, tun Sie weder sich noch Ihrem Körper einen Gefallen. Fette sind im Rahmen der ketogenen Ernährung der Makronährstoff überhaupt. Sie dienen Ihrem Körper als erstklassiger Energielieferant, sie garantieren eine Ketogenese, sie machen wesentlich länger satt, sie sind fantastische Geschmacksträger und unentbehrlich für die Aufnahme der lipophilen Vitaminen A, D, E und K.

Der Flüssigkeitshaushalt

Ein weiterer wichtiger Bestandteil der ketogenen Ernährung ist Wasser. Obgleich Wasser offensichtlich keinen Energiegehalt im herkömmlichen Sinne aufzuweisen hat, ist es jedoch von großer Bedeutung und insbesondere dann, wenn vermehrt Flüssigkeit ausgeschieden wird. Wasser beinhaltet viele lebenswichtige Mikronährstoffe und es ist Bestandteil einer jeden Zelle Ihres Körpers und ein wichtiges Transportmittel. Der durchschnittliche Erwachsene besteht zu rund 60 Prozent aus Wasser – allein daran erkennen wir die Importanz für eine adäquate Flüssigkeitsversorgung.

Im Rahmen der ketogenen Ernährung sollten Sie mindestens zwei Liter Flüssigkeit zu sich nehmen, besser wären jedoch zweieinhalb bis drei Liter. Lassen Sie mich erläutern, warum das so wichtig ist. Sie werden nicht nur in der Adaptionsphase mehr ausscheiden, als dies gewöhnlich der Fall war. Mit der gesteigerten Ausfuhr steigt zeitgleich selbstverständlich auch der Verlust an Elektrolyten und anderen Mikronährstoffen und deshalb sollten Sie hier auch für einen entsprechenden Ausgleich sorgen. Wenn Sie während der Adaptionsphase unter einer Diarrhoe leiden, dann dürfen Sie selbstverständlich auch eine fertige Elektrolytlösung trinken, diese finden Sie in aufzulösender Pulverform in jeder Apotheke.

Sie werden auch beobachten können, für den Fall, dass Sie den Erfolg der Ketose anhand der Urinteststreifen nachweisen möchten, dass die Konzentration an Ketonkörpern im Urin eng mit der Flüssigkeitsbilanz Ihres Körpers verknüpft ist. Das bedeutet, je mehr Sie trinken, umso geringer wird die Konzentration ausfallen, trinken Sie hingegen zu wenig, dann wird auch eine entsprechende Konzentration von Ketonen im Urin nachzuweisen sein. Aber das Ziel ist nicht eine höher Konzentration, es reicht, wenn Sie sich in der Ketose befinden – unabhängig von der Konzentration, die Sie im Urin nachweisen können. Zumal Sie bedenken sollten, dass Ihr Körper mit der Zeit lernt, Ketone effizienter als Energieträger zu nutzen, es bleiben weniger übrig, die dann mit dem Urin ausgeschieden werden. Aber auch die Tatsache, dass eben nicht alle Ketonkörper im Urin nachzuweisen sind, spielt hier eine entscheidende Rolle. Konkurrieren Sie also bitte nicht um die meisten Ketone im Urin, das wäre sinnlos und Sie brauchen sich darüber keine Sorgen zu machen. Sorgen Sie lediglich dafür, dass Sie Ihre Kohlenhydrat-Restriktion einhalten und alles andere kommt dann von alleine inklusive Gewichtsreduktion.

Bitte beachten Sie bei der Zubereitung ihrer ketogenen Speisen grundsätzlich folgendes:

- Geflügel stets abwaschen, bevor es weiterverarbeitet wird, dabei jedoch darauf achten, dass die Arbeitsfläche oder andere Lebensmittel nicht durch Spritzwasser kontaminiert werden.
- Benutzen Sie stets separate Küchenbretter für Fleisch und Gemüse.
- Achten Sie stets auf eine schonende Zubereitung von Gemüse.
- Wässern Sie weder Gemüse noch Salate allzu lange.
- Hat Ihr Gemüse seine kräftigen Farben verloren, dann haben Sie es zu lange gegart oder zu stark erhitzt, vermeiden Sie dies, denn so wie die Produkte ihre Farbe verlieren, verlieren sie auch wertvolle Mikronährstoffe wie Vitamine und Spurenelemente.
- Trennen Sie stets rohe und gekochte Speisen.
- Lagern Sie übrig gebliebene Speisen stets bei »sicheren« Temperaturen.
- Bei frisch hergestellter Mayonnaise achten Sie penibel auf die ununterbrochene Kühlkette, insbesondere zu den wärmeren Jahreszeiten.
- Tauen Sie gefrorene Lebensmittel wie etwa Fleischprodukte bei Raumtemperatur auf und verwerfen Sie stets die Auftauflüssigkeit, ohne andere Lebensmittel zu kontaminieren.
- Erhitzen Sie Fleisch stets durch (es sei denn, Sie essen ein Rindersteak oder Rinderfilet).
- Halten Sie Ihre Speisen nicht zu lange warm.

19. Kapitel

Sport in Kombination mit einer ketogenen Ernährung

Auf die Notwendigkeit ausreichender Bewegung und körperlicher Aktivität muss ich an dieser Stelle sicherlich nicht weiter eingehen. Wenn wir uns gar nicht oder nur sehr wenig bewegen, dann steht nicht nur der Stoffwechsel irgendwann still, sondern auch der Abtransport von Stoffwechselendprodukten. Bewegungsmangel ist Gift für unseren Körper, physisch und psychisch, und daher ein elementares Grundbedürfnis eines jeden. Dabei spielt es keine Rolle, ob Sie nun ausgeprägten Sport betreiben oder einfach nur simple gymnastische Bewegungen ausführen – wichtig ist einzig und alleine, dass Sie es tun. Jede Form von körperlicher Aktivität (damit meine ich jedoch nicht das Arbeiten) hat eine positive Auswirkung auf die gesamte Gesundheit.

Wenn Sie gerade erst mit der ketogenen Ernährung begonnen haben und sich somit noch in der Adaptionsphase befinden, dann ist ein ausgeprägter Spaziergang genau das Richtige. Verlangen Sie jedoch nicht zu viel von sich selbst. Wenn Sie zu jenen Menschen gehören, die auf das tägliche Workout im Fitness-Studio nicht verzichten möchten, dann seien Sie bitte achtsam und überfordern Sie nicht Ihren Körper.

Ihr Körper ist gerade dabei, eine enorme Umstellung zu vollziehen, und vielleicht ist er auch gar nicht dazu in der Lage, wie gewohnt zu trainieren, da ihm einfach die notwendige Energie fehlt.

Wenn Sie jedoch die Adaptionsphase bereits hinter sich gelassen haben, dann steht dem Sport absolut nichts mehr im Wege und Sie werden sehen, wie viel leistungsfähiger Sie durch diesen neuen Stoffwechsel geworden sind. Ich glaube, dass es keine andere Form der Ernährung gibt, die so gut zum Sport und zu körperlicher Aktivität passt – die KE und der Sport sind geradezu füreinander bestimmt.

Natürlich würden Sie, vorausgesetzt Sie haben sich für die ketoadaptierte Ernährung entschieden, um an Gewicht zu verlieren, auch ohne Sport an Fettmasse abbauen, aber Bewegung ist einfach wichtig für den Menschen, denn unser Körper ist nun mal nicht darauf ausgerichtet, faul zu sein und nichts zu tun. Unser Körper möchte Leistung erbringen und in einem ketoadaptierten Stoffwechsel möchte er das erst recht, denn ihm steht deutlich mehr Energie zur Verfügung, als dies in einem durch Kohlenhydrate geprägten Stoffwechsel jemals der Fall sein könnte. Nutzen Sie diese Energie sinnvoll und tun Sie sich und Ihrem Körper etwas Gutes!

Wer sich ausreichend bewegt, sorgt auf eine natürliche Weise für die Gesunderhaltung der Gelenke und verhindert dadurch einen Verschleiß derselbigen. Wer sich bewegt, beugt vielen Erkrankungen vor, Bewegung bedeutet Training fürs Herz und Gefäßsystem. Setzen Sie die Bewegung wie eine Art Universalmedizin ein, denn Bewegung kostet nichts, Bewegung ist frei von Nebenwirkungen und es wirkt unzähligen Leiden entgegen.

Ob nun Herzinfarkte, Osteoporose, Diabetes mellitus, Adipositas oder eine geschwächte Immunabwehr, all dies vermag Bewegung positiv zu beeinflussen, denn körperliche Aktivität setzt im Organismus eine wahre Kaskade an physiologischen Vorgängen in Gang und dies gilt in einem besonderen Maße für eine Kombination mit der ketogenen Ernährung. Körperliche Aktivität kräftigt nicht nur Ihre Muskulatur, sondern macht Sie auch weniger anfällig für Kopfschmerz, Verspannungen, Kontrakturen und sie kann sogar Ihr gesamtes Skelett bis ins hohe Alter vor Brüchen und Verschleiß bewahren. Die exogene Krafteinwirkung regt die Zellen des Knochenmarks an, neue Zellen zu produzieren, denn jede Kraft, die auf einen Muskel einwirkt, wirkt gleichzeitig auf den entsprechenden Knochen ein. Die Folge ist eine gesteigerte Knochendichte und dies ist der beste Schutz gegen Osteoporose.

Bewegung hilft auch gegen die Wohlstanderkrankungen wie Herz-Kreislauf-Erkrankungen, Hypertonie, Diabetes mellitus und es hält

Arterien und Venen gesund. Bewegung sorgt für eine intensive Nährstoffversorgung des Körpers und gleichzeitig sorgt Bewegung für eine gesteigerte HDL-Cholesterin-Synthese und dies ist der beste Schutz vor Arteriosklerose und damit Myokardinfarkten und Apoplexie. Regelmäßige körperliche Aktivität führt dauerhaft zu einem Rückgang entzündlicher Prozesse. Wer sich körperlich betätigt, ist wesentlich fitter und leistungsfähiger. Dabei müssen Sie nicht Hochleistungssport betreiben. Aber bereits dreißig Minuten täglichen Trainings, in welcher Form auch immer, wirken sich äußerst positiv auf Ihre gesamte Gesundheit aus.

Körperliche Aktivität ist das bessere Psychopharmakon. Sport sollte das Mittel der ersten Wahl sein, wenn es um psychische Erkrankungen wie Angststörungen, Depressionen und Sucht geht. Sport kann helfen, Panikstörungen in den Griff zu kriegen und Phobien abzubauen. Körperliche Aktivität kann Depressionen fast genauso gut wie eine medikamentöse Therapie beeinflussen.

20. Kapitel

Migräne durch eine ketogene Ernährung positiv beeinflussen

Bei der Migräne handelt es sich um eine ganz bestimmte, anfallsweise auftretende, neurologische Erkrankung, die mit starken Kopfschmerzen einhergeht. Rund zehn Prozent der gesamten Bevölkerung leiden an Migräne, dabei tritt diese bei Frauen deutlich häufiger auf als bei Männern. Die Migräne ist durch eine periodische Wiederkehr gekennzeichnet und der Kopfschmerz, meist halbseitig, kann von zusätzlichen Symptomen wie Nausea (Übelkeit), Emesis (Erbrechen) und Fotophobie (Lichtempfindlichkeit) begleitet sein. Auch eine gewisse Phonophobie, also die gesteigerte Empfindlichkeit gegenüber Lärm und Geräuschen, kann häufig beobachtet werden. Dem eigentlichen Migräneanfall geht auch häufig eine gewisse Aura voraus, dabei kann es unter anderem durchaus zu optischen Wahrnehmungsstörungen kommen. Aber auch Störungen motorischer Natur können im Rahmen eines Migräneanfalls beobachtet werden. Wie schwierig es sein kann, gegen den Schmerz anzukämpfen, können viele Betroffene nur bestätigen, denn übliche peripher wirkende Analgetika reichen oftmals einfach nicht zur Behandlung aus.

In der Medizin unterscheidet man bei den Analgetika (Schmerzmittel) grundsätzlich drei Arten:

- schwach wirksame Analgetika (peripher wirkende Analgetika)
- opioide Analgetika (zentral wirksame Analgetika)
- stark wirksame Analgetika (BTM)

Die schwachwirksamen Analgetika reichen oftmals bei einem Migräneanfall nicht aus, die zentralwirksamen Analgetika verstärken jedoch Symptome wie Nausea und Vomitus. Dies hat zur Folge, dass begleitend eine Antiemese stattfinden muss, allzu häufig ist dies jedoch nicht der Fall und diese Medikamente werden als »nicht vertragen« abgesetzt. Und welcher Arzt schießt gerne mit Kanonen auf Spatzen und verschreibt Betroffenen BTM bei einer fraglichen Wirkung?

Die Migräne lässt sich in mehrere Phasen unterteilen:

- Vorbotenphase
- Auraphase
- Schmerzphase
- Rückbildungsphase

Die Vorbotenphase kann wenige Stunden oder gar Tage vor Auftreten der eigentlichen Attacke beobachtet werden. Charakteristisch sind dabei psychische, neurologische und vegetative Symptome. Die Auraphase wird oftmals von visuellen Störungen begleitet. Der Kopfschmerz tritt dann in der Schmerzphase auf und ist in den meisten Fällen einseitig, insbesondere in den Bereichen von Stirn, Schläfe und Auge. In der Rückbildungsphase nehmen dann Schmerz und Symptomatik bis zum vollständigen Abklingen kontinuierlich ab.

Die auslösenden Faktoren der Migräne

Viele betroffene Menschen können einen direkten Zusammenhang zwischen dem Auftreten eines Anfalls und dem Konsum bestimmter Lebensmittel herstellen. Einen weiteren wesentlichen Einfluss nehmen dabei Umweltfaktoren und Lebensstil, so kann eine besonders stressige Situation durchaus einen Anfall provozieren. Als wohl wichtigster Migränetrigger gilt der Alkohol. Aber auch bestimmte Arzneimittel, allem voran jene mit einer vasodilatativen Wirkung, können einen Migräneanfall begünstigen und provozieren.

Bei der Migräne handelt es sich ebenso wie beim Spannungs- oder Clusterkopfschmerz um eine eigenständige Erkrankung, deren Ursache sich nicht hirnorganisch begründen lässt. Der Pathomechanismus der Migräne ist bis heute nicht völlig geklärt, allerdings gibt es etliche Erklärungsversuche und Hypothesen.

Homöopathische Ansätze in der Behandlung von Migräne sind faktisch wirkungslos. Es gibt wohl randomisierte, placebokontrollierte Studien darüber, allerdings konnten die Studien (k)eine signifikante Wirksamkeit nachweisen. Auch wenn es sich in manchen Fällen als schwierig erweist, so gibt es aus schulmedizinischer Sicht durchaus vielversprechende Therapieansätze. Beispielsweise wird bei Migräne zur Prophylaxe mit Betablocker wie Metoprolol oder Bisopranol gearbeitet, auch Calciumantagonisten, Antikonvulsiva und Tryptane können manchmal beachtliche Erfolge erzielen.

Nun ich gehöre ich leider zu jenen zehn Prozent der Menschen, die an einer Migräne leiden, und dies bereits in sehr jungen Jahren. In der Adaptionsphase trat genau das auf, wovor ich mich gefürchtet hatte. Ich bekam aufgrund der besonderen Stresssituation einen Anfall, der mehrere Tage anhalten sollte. Hinzu kam dann noch die Tatsache, dass mir ohnehin umstellungsbedingt bereits übel war und ich mich täglich mehrfach übergeben musste.

Und genau solche Erfahrungsberichte findet man in unzähligen Foren und Internetportalen, dies sich im Rahmen der ketogenen Ernährung mit der Migräne beschäftigen. Fast jeder ist während der Adaptionsphase davon betroffen und bei fast jedem kommt es initial zu einem mehr oder weniger starken Migräneanfall. Wenn auch Sie davon betroffen sind, dann möchte ich Sie an dieser Stelle mental darauf vorbereiten.

Wenn Sie jedoch die Adaptionsphase erst hinter sich gebracht haben, werden Sie sehen, dass Sie deutlich weniger an Migräneattacken leiden werden als im Kohlenhydrat-Stoffwechsel. Es gibt Fälle, bei denen es zehn Monate und länger im Rahmen einer konsequenten Kohlenhydrat-Restriktion nicht mehr zu einem Migräne-Anfall gekommen ist. Und das ist kein Humbug, denn die KE wird von etlichen Medizinern als Therapie bei Migräne eingesetzt – weltweit.

Auch wenn die Mechanismen, die dahinterstecken, nicht vollkommend geklärt sind, lässt sich die Tatsache, dass die KE einen positiven Einfluss auf die Migräne ausübt, nicht unter den Teppich kehren.

Erklärungsversuche vermuten hinter der Migräne ein Ungleichgewicht des Gehirnstoffwechsels und insbesondere geht man davon aus, dass Botenstoffe wie Serotonin, Noradrenalin und CGRP (Calcitonin-Gene-Related-Peptide) fehlreguliert sind. Da diese Fehlregulation unter dem Einfluss der vorhandenen Ketonkörper korrigiert werden könnte, kann dies eine Erklärung für den positiven Einfluss auf die Migräne sein. Hinzu kommt dann noch die Tatsache, dass bestimmte als Trigger wirkende Lebensmittel im Rahmen einer ketogenen Ernährungsweise erst gar nicht mehr zugeführt werden.

Die Mechanismen, die hinter dem positiven Einfluss der ketogenen Ernährung auf die Migräne stecken, sind zum aktuellen Zeitpunkt nicht vollständig geklärt und es wird sicherlich noch eine Weile dauern, bis wir vollständig dahintergekommen sind.

Warum letzten Endes die KE einen positiven Verlauf auf die Migräne nehmen kann, ist bislang nicht eindeutig geklärt, aber wahrscheinlich unterliegt der Mechanismus einer Kombination folgender Faktoren:

- Der hohe energetische Anteil der Nahrung durch den hohen Fettanteil
- Es fehlen massive Blutzuckerschwankungen und somit werden Stresshormone und ihre Ausschüttung drastisch reduziert.
- In der Ketose findet wenn überhaupt lediglich eine moderate Insulinausschüttung statt.
- Der Blutzuckerspiegel bleibt konstant und unterliegt keinen Schwankungen.
- Im gesamten Organismus einschließlich des Gehirns liegen Ketone vor.

Zu guter Letzt soll eine Tatsache nicht unerwähnt bleiben. Seit Jahren ist in Fachkreisen bekannt, dass es zwischen der Migräne und der Epilepsie einen bestimmten Zusammenhang gibt, ja, sogar Gemeinsamkeiten lassen sich bei beiden Krankheitsbildern feststellen. Es gibt sogar Mediziner und Autoren, die noch einen Schritt weiter gehen und die Migräne zu einer Form der Epilepsie machen und tatsächlich ist es auch so, dass ganz bestimmte Medikamente wie die Valproinsäure, Topiramat, Carbamazepin und Gabapentin – allesamt Antikonvulsiva/Antiepileptika – zu den leistungsstärksten Migräne-Prophylaktika zählen. Ich glaube nicht, dass dies ein Zufall ist ...

Abschließend noch folgendes: Ich gehöre nicht zu den Menschen, die steif und fest behaupten, dass die KE ein Allheilmittel ist. Hinzu kommt noch die Tatsache, dass die KE auch nicht gleichermaßen für jedes Individuum einen Stoffwechselweg darstellt. Auch im Zusammenhang mit der Migräne kann die KE wahrlich wertvolle Dienste leisten, aber sie ist nun mal nicht das Heilmittel überhaupt. Letztlich muss jeder für sich selbst ausmachen und herausfinden, wie gut ihm die KE im Rahmen einer diagnostizierten Migräne tut oder eben auch nicht.

21. Kapitel

Depressionen durch eine ketogene Ernährung positiv beeinflussen

Eine Depression ist eine pathologische, psychische Störung und gekennzeichnet durch die Kardinalsymptome gedrückte Stimmung, Freudlosigkeit, Interessenlosigkeit und einer mehr oder weniger ausgeprägten Abulie, also Antriebslosigkeit. Eine echte Depression ist nicht mit einer depressiven Verstimmung zu verwechseln und sie ist keine Traurigkeit, sondern vielmehr ein spezieller Zustand der Emotionsarmut.

Eine Depression ist eine multikausale Erkrankung und neben den bereits erwähnten Kardinalsymptomen gibt es noch unzählige Anzeichen, die sich dabei beobachten lassen:

- Minderwertigkeitskomplexe
- Hilf- und Hoffnungslosigkeit
- Schuldgefühle
- Müdigkeit
- herabgesetzte Konzentrationsfähigkeit
- Reizbarkeit
- vermindertes Gefühlsleben
- verringerte Libido
- Schlaflosigkeit
- Appetitmangel
- Verspannungen
- Veränderungen des Gewichts
- gesteigertes Schmerzempfinden

Eine Depression kann je nach Schwere mit einer akuten Suizidalität verbunden sein und deshalb ist es wichtig, bereits bei Auftreten der ersten Anzeichen zu handeln. Einzeln depressive Episoden können in ihrer Dauer dabei bis zu acht Monate anhalten und die Episodenlänge kann bei einer adäquaten Therapie deutlich verkürzt werden. Die Therapie der Depression besteht in erster Linie in einer Psycho- und Psychopharmakotherapie.

Die Anzahl der Menschen, die mit Psychopharmaka behandelt werden, obwohl keine echte Depression, sondern lediglich eine depressive Verstimmung vorliegt, ist erschreckend hoch. In meinem Praxisalltag stelle ich immer wieder fest, dass Hausärzte immer häufiger Antidepressiva oder Neuroleptika verschreiben – mit steigender Tendenz. Die Nebenwirkungen dieser Medikamente werden oftmals fatal unterschätzt und nicht selten erlebe ich, dass die Kombination mit anderen dringend benötigten Medikamenten (wie zum Beispiel Antiarrhythmika etc.) Probleme bereitet.

Es scheint so, als ersetze das Antidepressivum dabei eine Veränderung der Lebensgewohnheiten oder gar den Psychotherapeuten. Langfristig eingesetzt, können Antidepressiva und andere psychotrope Substanzen gravierende Folgen nach sich ziehen und die Therapie mit diesen Medikamenten sollte stets unter einer strengen Indikationsstellung erfolgen. Nicht jede Form der Depression muss zwingenderweise durch eine Psychopharmakotherapie behandelt werden und schon gar nicht einfache depressive Verstimmungen.

Erweiterter Exkurs

Die Depression ist die häufigste auftretende psychische Erkrankung und es wird davon ausgegangen, dass viele echte Depressionen überhaupt nicht als solche erkannt werden. Bei Frauen werden Depressionen im Durchschnitt doppelt so oft diagnostiziert wie bei Männern. Man könnte nun eine verstärkte genetische Disposition dahinter vermuten, aber es könnte genauso gut an den unterschiedlichen sozialen Rollen und Zuschreibungen liegen, warum Frauen häufiger als Männer erkranken. Hinzu kommt die Tatsache, dass Frauen öfter einen Arzt aufsuchen müssen als Männer. Somit könnte es durchaus möglich sein, dass Männer genauso häufig daran erkranken, jedoch nicht behandelt werden.

In den vergangenen Jahren konnte man einen Anstieg der depressiven Erkrankungen insbesondere in den hoch industrialisierten Ländern beobachten – ähnlich wie bei den anderen bereits erwähnten »Wohlstands-Erkrankungen«. Ein Umstand, der uns ebenfalls nachdenklich stimmen sollte.

Früher unterschied man zwischen exogenen und endogenen Depressionen, heute orientiert man sich hingegen an der Klassifikation nach ICD-10 (internationale statistische Klassifikation der Krankheiten und verwandter Gesundheitsprobleme):

- *F32 Depressive Episode*
- *F32.0 Leichte depressive Episode*
- *F32.1 Mittelgradige depressive Episode*
- *F32.2 Schwere depressive Episode ohne psychotische Symptome*
- *F32.3 Schwere depressive Episode mit psychotischen Symptomen*
- *F32.8 Sonstige depressive Episoden*
- *F33 Rezidivierende depressive Störung*
- *F33.0 Rezidivierende depressive Störung, gegenwertig leichte Episode*
- *F33.1 Rezidivierende depressive Störung, gegenwertig mittelgradige Episode*
- *F33.2 Rezidivierende depressive Störung, gegenwertig schwere Episode ohne psychotische Symptome*
- *F33.3 Rezidivierende depressive Störung, gegenwertig mit psychotischen Symptomen*
- *F33.4 Rezidivierende depressive Störung, gegenwertig remittierend*
- *F33.8 Sonstige rezidivierende depressive Störung*
- *F33.9 Rezidivierende depressive Störung, nicht näher bezeichnet*

Wie Sie sehen können, wird nach ICD-10 zwischen Episoden und rezidivierenden Störungen unterschieden. Aktuell ist nicht eindeutig und vollständig ersichtlich, welche Ursachen zu einer Depression führen können. Die Depression ist, wie bereits erwähnt, multikausal und auch bestimmte Stresssituationen scheinen eine große Rolle bei der Krankheitsentstehung zu spielen.

Mögliche Ursachen für das Auftreten von Depressionen können sein:

- *Stress als Ursache*
- *Körperliche Ursachen*
- *Genetische Ursachen*

Unumstritten ist die Tatsache, dass psychische Ursachen auch entsprechende Reaktionen im Gehirn hervorrufen, die sich nachweisen lassen, und genau an dieser Stelle kommt nun die KE ins Spiel.

Wenn wir davon ausgehen können, dass die zelluläre Gesundheit der Neuronen für die Gesunderhaltung unserer Psyche verantwortlich ist, dann können wir auch durchaus annehmen, dass die neuroprotektiven Faktoren im Rahmen einer ketogenen Ernährungsform genau dies in einem beachtlichen Maße beeinflussen. Immer wieder gibt es Ärzte, die ihren Patienten eine KE verordnen, um Depressionen und Angststörungen zu behandeln.

Dabei sind die Ergebnisse beachtlich und bei vielen Patienten kommt es zu einer deutlichen Verbesserung der gesamten Symptomatik. Wird die Restriktion der Kohlenhydrate jedoch gelockert und erreicht sie einen bestimmten Schwellenwert, bevor die Erkrankung ausgestanden wurde, können sich auch wieder die Symptome verstärken. Im Kapitel »Die Vorteile der ketogenen Ernährung« habe ich bereits aufgeführt, dass eine diese das ATP/ADP-Verhältnis bemerkenswert beeinflusst. Auch dies ist eine der Erklärungen dafür, warum diese Ernährungsform den Verlauf einer Depression beachtlich beeinflussen kann.

»Du bist, was du isst«

Unsere psychische Stabilität hängt nun einmal von einer guten und optimalen Zusammenstellung der Makronährstoffe ab und wenn wir uns vor Auge führen, dass die zelluläre Gesundheit unseres Gehirns einen maßgeblichen unmittelbaren Einfluss auf unsere psychische Gesundheit hat, dann wird uns auch bewusst, warum die KE eine Reihe von psychischen Erkrankungen beeindruckend positiv beeinflussen kann.

Persönlich bin ich davon überzeugt, dass die Folgen einer Kohlenhydrat-Restriktion bei einer depressiven Erkrankung viel weitreichender sind, als dies zunächst den Anschein hat. Und ich bin davon überzeugt, dass nicht nur die neuroprotektive Wirkung der Ketose für den Rückgang der Symptome bei einer Depression verantwortlich ist. Auch darf nicht die Tatsache unterschätzt werden, dass die Ketose im Laufe der Zeit und nach einer erfolgreich überstandenen Adaptionsphase eine Art Hochgefühl mit sich bringt. Und welches Mittel sollte besser im Kampf gegen Depressionen sein als eben dieses Hochgefühl? Ich rate nicht, die KE als einzige therapeutische Maßnahme einzusetzen, vielmehr sollte die KE im Rahmen einer depressiven Erkrankung als zusätzliche Maßnahme neben der Psychotherapie und, wenn nötig, der Psychopharmakotherapie eingesetzt werden, um die Dauer einer Episode maßgeblich zu beeinflussen und zu verkürzen. Auch kann die KE keinen Psychotherapeuten ersetzen, genauso wenig wie es ein Antidepressivum oder Neuroleptikum vermag. Doch kann es uns im Kampf gegen Depressionen wertvolle Dienste leisten und diese sollten in Betracht gezogen und nicht unterschätzt werden.

Weitere Informationen zum Thema Depressionen:

Stiftung Deutsche Depressionshilfe
www.deutsche-depressionshilfe.de

22. Kapitel

Die ketogene Ernährung im Zusammenhang mit malignen Erkrankungen

Mit dem Thema ketogene Ernährung und malignen Erkrankungen habe ich mich ehrlich gesagt bis zuletzt sehr schwer getan und möchte auch erläutern, warum es mir derartiges Kopfzerbrechen bereitet. Die Diagnose »Krebs« verändert fast immer das gesamte Leben und ob man nun selbst betroffen ist, Angehöriger oder Freund ist – in allen Phasen der Erkrankung benötigen Betroffene und Angehörige eine professionelle Begleitung.

Maligne Erkrankungen sind schwerwiegende Krankheitsbilder, die fortschreitend destruktiv wirken und oftmals zum Tod des Patienten führen. Als Angehöriger eines Pflegeberufs weiß ich durchaus, welchem Martyrium sowohl die Patienten selbst, als auch die betroffenen Angehörigen ausgesetzt sind. Bei den malignen Erkrankungen handelt es sich auch oftmals um bösartige tumoröse Erkrankungen, die, wenn überhaupt, nur noch bedingt durch eine entsprechende Therapie beeinflusst werden können. Jede Struktur unseres Organismus kann dabei befallen sein.

Unabhängig davon, um welche Krebsart es sich dabei handelt, haben sie dennoch eines gemeinsam:

Zum einen lässt sich stets ein infiltrierendes Wachstum beobachten, Krebszellen verdrängen und zerstören dabei die kleinsten Einheiten unseres Körpers, nämlich die gesunden Zellen. Weiter greifen sie dann auf benachbartes Gewebe über, befallen Organe und ganze Organsysteme. Wenn wir das Krebsgeschehen begreifen möchten, dann müssen wir auch verstehen, was überhaupt geschieht, wenn sich Zellen maligne (bösartig) verändern.

Unser gesamter Organismus besteht aus vielen differenzierten Zelltypen. In der Regel teilen sich diese Zellen nur dann, wenn es für unseren Körper notwendig ist. Die Zellregeneration ist dabei maßgeblich für die Gesunderhaltung und sie unterliegt bestimmten Regulationsmechanismen. Erfolgt jedoch eine derartige Zellteilung unkontrolliert und es wird überhaupt keine neue Zelle benötigt, so kommt es zu einer überschießenden Neubildung von Gewebe und dieser Überschuss bildet dann eine Geschwulst, die man als Tumor bezeichnet.

Nun gibt es zwei Möglichkeiten für das neu entstandene Gewebe. Entweder ist es nicht schädlich und somit benigne (gutartig) oder – und das ist eben jener Umstand, vor dem wir uns alle fürchten – das neu entstandene überschüssige Gewebe ist maligne, also bösartig. Und nun unterscheidet man in der Medizin: benigne Tumore gehören nicht zu den Krebserkrankungen, denn nur selten sind sie lebensbedrohlich, oftmals können sie auch problemlos entfernt werden und charakteristisch für diese Formen ist die Tatsache, dass sie eben nicht streuen und in benachbarte Strukturen einbrechen.

Maligne Tumore hingegen zählen zu den Krebserkrankungen und allgemein lässt sich sagen, dass sie deutlich schwerwiegender sind als benigne Veränderungen und sie brechen in umliegendes Gewebe ein und sie streuen – es kommt zur Metastasenbildung. Das Fatale an den Krebszellen ist deren unkontrolliertes, ungehemmtes Wachstum – sie teilen sich nach Belieben und dabei können sich Krebszellen aus dem primären Tumor herauslösen, in den Blutstrom und in das Lymphsystem übergehen beziehungsweise eindringen. Und dann kann sich der bösartige Tumor im gesamten Körper ausbreiten.

Das Wort »Tumor« stand ursprünglich für die Bezeichnung einer Schwellung (Kardinalsymptome einer Entzündung: Rubor, Tumor, Dolor, Calor & Functio laesa / Rötung, Schwellung, Schmerz, Wärmeentwicklung, eingeschränkte Funktion). Im engeren Sinne versteht man unter dem Begriff Tumor eine Gewebemasse, die sich unkontrolliert vermehrt und autonom verhält.

Als Synonym wird oftmals auch die Bezeichnung Neoplasie verwendet. Bösartige epitheliale Tumore werden als Karzinome bezeichnet, gehen sie hingegen von Mesenchymgewebe aus, so benennt man sie in der Medizin als Sarkome.

Für die Kanzerogenese, also den Prozess einer Krebsentstehung, müssen unter anderem mehrere Voraussetzungen erfüllt sein:

- Mutationen im Genom einzelner somatischer Zellen
- Es muss ein Verlust der sogenannten Zellzykluskontrolle vorliegen.
- Die Immunabwehr muss überwunden werden.
- lokale Stoffwechsel-Umstellung

Die Ernährung spielt deshalb eine sehr große Rolle, da die Erkrankung den Betroffenen regelrecht die Nährstoffe entzieht, er verhungert praktisch an der langen Hand und es kommt allzu oft zu einem massiven Gewichtsverlust. Erschwerend fehlt den Patienten während einer Behandlung oftmals der notwendige Appetit neben den schwerwiegenden Nebenwirkungen, die beispielsweise die Bestrahlung oder eine Chemo-Therapie mit sich bringt. Auch das Geschmacksempfinden kann erheblich gestört sein, was erschwerend hinzukommt. Nach dem aktuellen wissenschaftlichen Stand gilt, dass der Verzehr von gesättigten Fettsäuren (und nichts anderes sind tierische Fette) sich äußerst ungünstig auf den Krankheitsverlauf auswirken kann.

Bereits an dieser Stelle kollidiert die KE mit der aktuell geltenden Empfehlung bei bösartigen Erkrankungen, denn ein Grundpfeiler der ketogenen Ernährung ist nun einmal unter anderem das tierische Fett.

Ich finde es fahrlässig zu behaupten, man könne einer malignen Erkrankung durch eine KE sozusagen den Nährboden entziehen, indem man auf Kohlenhydrate verzichtet. Glauben Sie mir, ich wünschte, es wäre derart einfach, eine solche Aussage zu treffen. Doch leider ist dem nicht so und die ganze Sache gestaltet sich in der Realität äußerst komplex und schwieriger, als es zunächst den Anschein macht.

Der Hype um »Krebszellen lieben Zucker – Patienten brauchen Fett« ist mir nicht entgangen. Es steht außer Frage, dass sich der Verlauf einer malignen Erkrankung durch die Ernährung grundsätzlich beeinflussen lässt. Sowohl das Netz als auch der gesamte Büchermarkt wimmeln nur so von vermeintlichen Diät-Konzepten gegen maligne Erkrankungen. Wer behauptet oder verspricht, man könne durch die »richtige« Ernährung Krebs heilen, der handelt in höchstem Maße unseriös und ich verurteile dies als Scharlatanerie, denn all diese Pseudoweisheiten können für Betroffene gefährliche Folgen nach sich ziehen. Wäre es so einfach, dann hätten wir schon längst keine an Krebs erkrankten Menschen mehr in der Republik.

Aktuell gibt es keine einzige seriöse Studie, die den positiven Einfluss der ketogenen Ernährung im Rahmen einer malignen Tumorerkrankung wissenschaftlich bestätigen kann. Es gibt sogar ganz im Gegenteil tierexperimentelle Untersuchungen, die eine schädliche Wirkung durch eine Restriktion der Kohlenhydrate vermuten lassen. Bei Tumormäusen konnte man zwar zunächst ein verzögertes Wachstum der Zellen beobachtet, im Anschluss daran kam es jedoch zu einem beschleunigten Wachstum. Hinter diesem Phänomen vermutet man eine Art Resistenzbildung.

In einer Stellungnahme der Arbeitsgemeinschaft Prävention und Integrative Onkologie (PriO) in der Deutschen Krebsgesellschaft wird hierzu eindeutig Position bezogen:

1. *Zum jetzigen Zeitpunkt liegt keine wissenschaftliche Untersuchung vor, die belegt, dass eine derartige Kostform Wachstum und Metastasierung eines Tumors beim Menschen verhindern beziehungsweise zurückdrängen kann.*
2. *Zum jetzigen Zeitpunkt liegt auch keine wissenschaftliche Untersuchung vor, die beweist, dass eine derartige Kostform die Wirksamkeit einer Chemo- und/oder Strahlentherapie verbessert.*
3. *Zum jetzigen Zeitpunkt liegt des Weiteren keine wissenschaftliche Untersuchung vor, die beweist, dass die Verträglichkeit einer Chemotherapie beim Menschen durch diese Kostform verbessert wird.*

Zum aktuellen Zeitpunkt kann somit eine allgemeine Empfehlung zu einer kohlenhydratarmen oder aber auch einer ketogenen Ernährungsweise für diese Art von Erkrankungen nicht empfohlen werden. Die Beurteilung der gesamten Situation zu diesem Thema beruht auf einer systematischen Literaturrecherche im Juni 2014 laut der Experten der Arbeitsgemeinschaft PriO.

Es gibt allerdings Hinweise, dass eine erhöhte Lipidzufuhr durchaus einen positiven Einfluss bei Patienten mit einer Tumorkachexie haben könnte, allerdings ohne eine Restriktion von Kohlenhydraten.

Als Begründung für die KE im Rahmen einer malignen Erkrankung wird oftmals angeführt, dass der Metabolismus von tumorösen Zellen von Kohlenhydraten abhängig sei. Dies ist durchaus richtig – allerdings lieben Krebszellen nicht nur Zucker, sondern Fett und tierisches Protein noch viel mehr.

Der hohe Anteil an Protein im Rahmen einer ketogenen Ernährung kann zum einen den Metabolismus belasten und hat eine durchaus insulinogene Wirkung – genutzt wird dieses Protein aber auch als Energieträger und, noch viel schlimmer, als Baustoff für Krebszellen. Wer sich mit dem Thema eingehend beschäftigen möchte, kann sich gerne den Artikel aus der Deutschen Zeitschrift für Onkologie 2012; 44: 109-118 von Jacob LM und Weis N. »Krebszellen mögen Zucker, aber noch mehr lieben sie Fett und tierisches Eiweiß« zu Gemüte führen.

Studien lassen aktuell vermuten, dass gesättigte, hoch ungesättigte und mittelkettige Fettsäuren im Rahmen einer Krebserkrankung günstiger sind als die mehrfach ungesättigten Fettsäuren. Welche Rolle einfach ungesättigten Fettsäuren zu Teil wird, ist noch unklar einzustufen.

Ich möchte noch einmal darauf aufmerksam machen, dass es nach dem heutigen Stand der Krebsforschung keine Ernährungsform gibt, mit der sich eine Krebserkrankung gezielt heilen lässt. Und trotz dieser Tatsache gibt es Anbieter, die den Eindruck vermitteln möchten, dass genau dies doch möglich ist.

Mir wäre deutlich wohler, wenn es wenigstens den eindeutigen Beleg dafür gäbe, dass diese Diäten im Rahmen einer malignen Erkrankung wenigstens nicht schaden, doch genau das scheint aktuell leider nicht der Fall sein und man muss die Möglichkeit in Betracht ziehen, dass diese Diäten tatsächlich eher schaden, als etwas Positives zu bewirken.

Die diversen Empfehlungen selbsternannter Spezialisten sind äußerst fragwürdig und ich möchte auch niemandem etwas unterstellen, aber leider wird oftmals unter dem Deckmantel einer derartigen Empfehlung Kapital herausgeschlagen und dies auf Kosten jener Menschen, deren Tage gezählt sind.

Jede Form von Krebs benötigt eine maßgeschneiderte Ernährung für den betroffenen Menschen und es lässt sich pauschal keine Ernährungsempfehlung aussprechen. Vielmehr ist es notwendig, gemeinsam mit den Therapeuten eine maßgeschneiderte Zusammenstellung der Makronährstoffe individuell und fallbezogen zu ermitteln. Deshalb kann eine pauschalisierte Diät-Empfehlung keineswegs ernst genommen werden.

Wir haben auf etlichen Seiten bereits über die Vorteile einer ketogenen Ernährungsform gelesen. Im Zusammenhang mit einer bösartigen Krebserkrankung lässt sich jedoch kein einziger Vorteil durch eine derartige Ernährungsweise aufzeigen – eher das Gegenteil wird wohl der Fall sein und deshalb möchte ich Sie dafür sensibilisieren, nicht auf solche Versprechen hereinzufallen. Die KE ist als therapeutische Maßnahme bei bösartigen Krebserkrankungen nicht geeignet. Empfehlungen für eine sinnvolle Ernährung bei einer Krebserkrankung erteilen nach wie vor Ärzte, Pflegepersonal und Diätassistenten. Weiterführende Informationen, Hilfe und Unterstützung finden Sie hier (Quelle: krebsdaten.de Stand 2015):

www.krebshilfe.de
www.krebsgesellschaft.de
www.krebs-bei-kindern.de
www.elterninitiative-kinderkrebs.de
www.kopf-hals-mund-krebs.de
www.lymphome.de
www.infonetz-krebs.de
www.krebsdaten.de

Kapitel 23

Den ketogenen Stoffwechsel bestimmen – woran man die Ketose erkennt und wie man sie bestimmen kann

Während Sie sich in einem ketogenen Stoffwechsel befinden, gibt es eine Reihe von Begleiterscheinungen, die den eindeutigen Beweis für einen ketoadaptierten Stoffwechsel und somit für einen fettabbauenden und gewichtsreduzierenden Stoffwechsel liefern. Die wohl eindeutigsten Indizien für den ketogenen Stoffwechsel erbringt dabei der bereits erwähnte typische Aceton-Geruch des Atems, aber auch der veränderte Geruch des Urins.

Während des ketogenen Stoffwechsels verändert sich der Atemgeruch leicht fruchtig und säuerlich – tatsächlich erinnert dieser Geruch an den von Nagellackentferner (Aceton). Wenn Sie dieses Phänomen bereits an sich selbst beobachten können, so befinden Sie sich mit allergrößter Wahrscheinlichkeit bereits im gewünschten ketogenen Stoffwechsel Herzlichen Glückwunsch, die erste Hürde hätten Sie somit bereits genommen.

Es gibt auch Menschen, die über einen seltsamen metallischen Geschmack im Mund während der Ketose berichten. Auch dieses Phänomen konnte ich in meinem persönlichen Umfeld im Rahmen der Ernährungsumstellung beobachten. Aber damit noch nicht genug. Nach jedem Refeeding beziehungsweise Cheatdays bemerke ich den Wechsel in den ketoadaptierten Stoffwechsel, ja, ich kann sogar behaupten, ein regelrechtes Gefühl dafür entwickelt zu haben. Etwas hat sich grundlegend in meinem Körper verändert und wenn es mir auch sehr schwerfällt, dies mit Worten auszudrücken, so weiß ich trotzdem, wie sehr mich diese Veränderung beeinflusst. Die Veränderung empfinde ich als etwas durchweg Positives.

Ich erlebe beim Essen jedes einzelne Aroma wesentlich intensiver, meine Schlafqualität ist in diesem Stoffwechsel deutlich gestiegen und ich habe das maximale Gefühl der inneren Zufriedenheit. So lange ich mich erinnern kann, war ich stets ein regelrechter Morgenmuffel und das frühe Aufstehen fiel mir schon immer besonders schwer. Doch seit ich mich ketogen ernähre, hat sich auch dies ins Gegenteil gewendet. Unabhängig davon, ob mir ein arbeitsreicher Tag bevorsteht oder nicht, und auch unabhängig davon, ob ich bis spät in den Abend hinein gearbeitet habe, bis spät in die Nacht für eine Klausur lernen musste oder mir einfach eine meiner geliebten Dokumentationen im TV bis in die Puppen angeschaut habe – pünktlich um spätestens 05:30 Uhr bin ich hellwach und topfit. Auch dieser Umstand ist ein eindeutiges Indiz für den ketogenen Stoffwechsel, denn dies ist nach einem Cheatday oder Refeeding nicht bei mir zu beobachten.

Wer sich dagegen aber nicht auf derartige Indizien verlassen möchte, der kann mit wenigen Handgriffen seinen Urin mithilfe von sogenannten Ketostix auf den Gehalt von Ketonkörper messen. Die Ketostix gibt es in jeder gut sortierten Apotheke und sie sind recht erschwinglich.

Zu Beginn meiner Ernährungsumstellung habe ich sogar mehrmals täglich meinen Urin auf Ketonkörper untersucht. Zu jener Zeit war ich noch relativ unerfahren, was die Ernährung betraf, und ich hatte stets Angst, zu viel Gemüse zu essen und damit zu viele Kohlenhydrate zuzuführen. Ketosticks sind ein hübsches Gimmick und es motiviert insbesondere zu Beginn der Umstellung weiterzumachen. Ketostix können wirklich von jedem verwendet werden, denn sie sind relativ einfach und sicher in ihrer Handhabung. Allerdings gibt es bei diesen Ketostix mehrere Nachteil, was die Bestimmung der Ketonkörper betrifft. Zum einen kann das Messergebniss beispielsweise durch Nahrungsergänzungsmittel wie Vitamine beeinflusst werden, sprich, sogar negativ ausfallen. Zum anderen können diese Stix eben nur zwei von den insgesamt drei Ketonkörpern messen: Aceton- und

Acetoacetat. Die Beta-Hydroxybyturate hingegen lassen sich durch die Stix leider nicht messen.

Auch die Anzahl der ausgeschiedenen Ketonkörper kann mit der Zeit einfach weniger werden, da sich unser Organismus auf die Ketonkörper eingestellt hat und diese nun viel schneller und in größeren Mengen als Energiequelle nutzen kann. Auch ist die Konzentration an Ketonkörpern im Urin stark abhängig von der Menge an Flüssigkeit, die zugeführt wird, und zu welchen Zeitpunkten man Nahrung aufnimmt. Ich habe während meinen Recherchen oftmals gelesen, dass die Konzentration an Ketonkörpern abends am größten ist. Leider kann ich dies so nicht bestätigen, denn bei mir war genau das Gegenteil der Fall. Die höchste Konzentration an Ketonkörpern habe ich stets morgens, gleich nach dem Erwachen. Das Messen der Ketone im Urin kann großen Schwankungen unterliegen und die Konzentration ist abhängig von vielen Faktoren, auch der Flüssigkeitshaushalt ist maßgeblich daran beteiligt.

Wer es aber richtig genau wissen und sich nicht auf Indizien und Intuition verlassen möchte, der kann seine Konzentration an Ketonkörpern über das Blut messen. Keine Sorge, die Messung ist relativ sicher und bis auf einen Tropfen relativ unblutig. Es gibt mittlerweile mehrere Blutzuckermessgeräte, die nicht nur den Blutzuckergehalt bestimmen, sondern auch die Konzentration an Beta-Hydroxybutyrate im Blut. Der einzige Nachteil bei diesen Geräten sind die Teststäbchen. Sie kosten im Vergleich zu den Ketostix relativ viel und eine einzige Messung kostet dann in etwa 1,40 €.

Hier einige Geräte zur Bestimmung des BZ und der Ketonkörper-Konzentration im Blut:

- Nova Max Plus
- Precision Xtra
- GlucoMen LX Plus mg/dL

Wenn Sie gerade zu Beginn zu Jenen gehören, die ihre Konzentration an Ketonkörpern im Urin oft messen möchten, so empfehle ich

Ihnen einfach, die Ketostix zu benutzen. Es ist eine Art Spielerei mit dem schönen Nebeneffekt der Bestätigung und Motivation. Sie werden sehen, im Laufe der Zeit werden Sie immer weniger messen, denn Sie werden den neuen Stoffwechsel klar zuordnen können und eine Messung wird im Laufe der Zeit überflüssig werden.

Kapitel 24

Zuckerersatzstoffe in der ketogenen Küche: Segen oder Fluch?!

Das Angebot an Alternativen zu Zucker ist nicht mehr so überschaubar, wie es noch vor vielen Jahren der Fall gewesen ist. Mittlerweile gibt es etliche Variationen, ob Stevia, Xylit oder Erythrit – der Hersteller propagiert die »gesunde« Alternative zum Zucker und, auf den ersten Blick, könnte dies sogar tatsächlich stimmig sein. Auf den ersten Blick wohl gemerkt.

Ich erinnere mich bestens an die Anfänge meiner »Keto-Karriere«, als ich nach den ersten Wochen auch einmal deftig Lust auf Süßes verspürte. Was tun? Nun, es wurde experimentiert in meiner Keto-Küche und dies führte zu Kreationen wie ketogene Pfannkuchen mit ketogener Nougatcreme, ketogener Cheesecake usw. Aber irgendwie wurde ich das Gefühl nicht los, dass irgendetwas einfach nicht stimmte, denn obwohl ich diese süßen Leckereien nicht noch zusätzlich zu meiner Ernährung zu mir nahm, sondern diese dadurch ersetzte, stagnierte relativ flott meine Gewichtsabnahme und allgemein beschlich mich ein »seltsames« Gefühl. Heute, über dreizehn Monate später sehe ich die Sache differenzierter und ich habe einfach gelernt, meiner Intuition zu vertrauen.
Mein Bauchgefühl sagt mir: Sei vorsichtig mit solchen Produkten aus dem Chemielabor. Vollkommen unbegründet oder zurecht?

Nun, knöpfen wir uns einmal einige diese Zuckerersatzstoffe vor:

Stevia E960

Die Süßkraft von Stevia kann je nach Produkt das bis zu 450-fache von Zucker betragen. Stevia rebaudiana, so die wissenschaftliche Bezeichnung, ist nicht kariogen und für Diabetiker absolut geeignet, da es den Insulinhaushalt nicht tangiert. Stevia hat eine blutdrucksenkende und blutzuckersenkende Wirkung. Stevia darf aktuell in diätetischen Lebensmittelergänzungen, nicht aber allgemein als Lebensmittelzusatz verwendet werden (in Deutschland). Die Forschungsergebnisse liefern zwar lediglich den Beweis für eine niedrige akute und subchronische Toxizität, eine absolute Anwendungssicherheit für Stevia, kann bis zum heutigen Zeitpunkt jedoch nicht garantiert werden (WHO).

Sucralose E955

Sucralose hat die bis zu 600-fache Süßkraft des Rohrzuckers, eignet sich ebenfalls wie Stevia für Diabetiker, allerdings ist diese Substanz für Menschen mit einer Fruktose-Intoleranz eher ungeeignet. Auch in diesem Fall ist die gesundheitliche Unbedenklichkeit bis dato nicht abschließend geklärt. E955 hat einen bitteren Beigeschmack und die gustatorische (geschmackliche) Wahrnehmung setzt spät ein, hält aber sehr lange an. Sucralose wird in unterschiedlicher Intensität mit bis zu 15% Dichlorfructose metabolisiert, dies ist auch der Grund für die Unverträglichkeit bei Menschen mit Fructose-Intoleranz. Kritische Stimmen behaupten, diese Substanz führe zum einen zu einer reduzierten Glucose-Toleranz, zum anderen aber auch zu einer Vorstufe des Diabetes mellitus (Jotham Suez, Tal Korem u. a.: Artificial sweeteners induce glucose intolerance by altering the gut microbiota. In: Nature. 2014, doi:10.1038/nature13793).

Xylitol/Xylit E967

Xylit hat die 1-fache Süßkraft des Zuckers und in klinischen Studien konnte unter anderem nachgewiesen werden, dass diese Substanz sowohl kariostatisch als auch antikariogen wirkt. Auf einige Säugetiere hat E 967 jedoch eine absolut toxische Wirkung (zum Beispiel bei Hunden). Dieser Umstand, sollte uns ehrlich gesagt nachdenklich stimmen. In einigen Studien konnte mit der Verabreichung hoher Dosen von Xylitol eine prophylaktische Wirkung bezüglich der akuten Mittelohrentzündung Otitis media acuta erzielt werden. Xylitol inhibiert das Wachstum von Pneumokokken und die Bindung von Pneumokokken und Haemophilus influenzae an die Zellen im Nasenrachenraum. Die Xylitdosis lag im Bereich von 10 g/Tag.

Erythritol/Erythrit

Erythritol hat die 20-fache Süßkraft des Zuckers, es eignet sich für Diabetiker und wird teilweise besser von sensiblen Menschen vertragen. Erythrit gehört chemisch gesehen zu den sogenannten Zuckeralkoholen und in natürlicher Form finden wir diese Substanz unter anderem in Käse, Obst oder Nüssen. Erythrit ist fast kalorienlos und es tangiert weder den Blutzucker, noch den Insulinhaushalt. Digestiv wird Erythrit relativ gut vertragen, denn der größte Teil wird bereits im Dünndarm absorbiert. Es wird renal (über die Nieren) ausgeschieden und laut einer Studie von 2014 ist diese Substanz ein Insektizid, da es Fruchtfliegen tötet.

Sorbitol/Sorbit E420

Sorbitol hat die 0,5-fache Süßkraft des Zuckers, es hat auf 100 g etwa 260 kcal und es eignet sich nicht für Menschen mit einer Fructose-Intoleranz. Auch Diabetiker können diesen Ersatzstoff nicht ohne Bedenken einsetzen und relativ häufig führt Sorbitol zu Unverträglichkeiten. Auch E 420 gehört zu den sogenannten Zuckeralkoholen und ursprünglich wurde es aus den Früchten der Eberesche gewonnen. Sorbitol ist nur leicht kariogen und übermäßiger gebrauch wirkt abführend. Bei einer Sorbitunverträglichkeit (= Sorbitmalabsorption, Sorbitintoleranz) ist die Verwertung von Sorbit im Dünndarm ganz oder teilweise aufgehoben. Abschließend lässt sich sagen, dass Sorbitol ebenso wie andere Zuckerersatzstoffe nicht uneingeschränkt als unbedenklich eingestuft werden kann.

Der Ottonormalverbraucher, vorausgesetzt er ernährt sich gerade einmal nicht ketogen, nimmt heute durchschnittlich 20 mal mehr (Tendenz steigend) Zucker auf, als unsere Vorfahren vor 150 Jahren. Zunehmend und mit größter Wahrscheinlichkeit, ein absolutes Problem für unseren Organismus. Natürlich gibt es im Zuge dieser Ersatzstoffe sicherlich auch einige Vorteile: So sind Bakterien im Zahnbelag nicht dazu in der Lage, einen Ersatzstoff wie etwa Xylith zu zersetzen. Somit können jene Bakterien, die normalerweise Karies verursachen würden, diese Säuren einfach nicht bilden. Den sogenannten »antikariogenen Effekt« weiß der Absatzmarkt durchaus für sich zu nutzen.

Aber solche Ersatzstoffe können auch problematisch werden, denn viele dieser Substanzen haben eines gemeinsam: Sie beeinträchtigen die physiologische Verdauung und sensible Menschen reagieren mit Diarrhoe (Durchfall), Meteorismus oder anderen gastrointestinalen Beschwerden.

Der Grund für eine derartige Symptomatik ist die mangelhafte Aufnahme dieser Substanzen in den einzelnen Abschnitten des fünf bis sechs Meter langen Dünndarms (Duodenum, Jejunum und Ileum). Das, was dann noch davon in den Dickdarm gelangt, wird nun vor Ort ordentlich vergoren, das Resultat sind dann u.a. unerwünschte Gase. Nicht selten lösen derartige Substanzen einen sogenannten Reizdarm aus.

Daneben gibt es dann noch die Klassiker unter den Zuckerersatzstoffen wie etwa Aspartam und Cyclamat. Sie sind nach wie vor umstritten, auch wenn eine endgültige Beurteilung im Hinblick auf ihre Malignität nicht vollständig vorliegt.

Seit 2011 wurde in der EU Stevia als Zuckerersatzstoff zugelassen, stand auch diese Substanz anfänglich unter Generalverdacht, maligne Erkrankungen zu verursachen.

Und nun?

Eine uneingeschränkte Unbedenklichkeit lässt sich aktuell für keinen einzigen Zuckerersatzstoff aussprechen. Es ist eine Art Gradwanderung und wahrscheinlich immer noch die bessere Alternative zu »echtem« Zucker. Für die ketogene Ernährung gilt: Vorsicht auch bei diesen Ersatzstoffen. Der Einsatz dieser Stoffe sollte in einem moderaten Maß erfolgen und wenn es denn sein muss, dann sollte man lieber einen Refeed-Day einlegen und lieber zur Ananas, Wassermelone und Himbeere greifen. Klar, ab und an mal einen ketogenen Kuchen backen ist vollkommen in Ordnung und es wäre wohl übertrieben, von einer Gefahr für Leib und Seele zu sprechen. Allerdings sollten wir immer wieder kritisch hinterfragen, wann, wie oft und vor allem in welchen Mengen wir diese Substanzen in unseren täglichen Speiseplan integrieren.

Glossar

A

Acetate

Als Acetat (Ethanoate) werden die Salze und Ester der Essigsäure bezeichnet.

Aceton

Aceton ist der Trivialname für die organisch-chemische Verbindung Propanon beziehungsweise Dinethylketon. Umgangssprachlich wird auch Nagellackentferner als Aceton bezeichnet.

Acetoacetat

Das Anion der 3-Oxobutansäure (Trivialname Acetessigsäure) wird Acetoacetat oder auch Acetacetat genannt. Acetoacetat ist eines der drei Ketonkörper, die aus der Ketogenese resultieren.

Acetoacetyl-CoA-Thiolase

Die Thiolase, auch bekannt unter der Bezeichnung Acyl-CoA-Acetyltransferase, spaltet unter Mitwirkung von Coenzym A thiolytisch die Acyl-CoA-Verbindungen in Acetyl-CoA und ein um zwei C-Atome verkürztes Acyl-CoA. Die Thiolase steht in direkter Verbindung mit dem Fettsäureabbau und der Ketogenese

(Quelle: spektrum.de/lexikon/biochemie).

Acetyl-Coenzym-A

Acetyl-Coenzym-A (Acetyl-CoA) ist die acetylierte Form des Coenzym A und sie enthält einen aktivierten Essigsäurerest.

Adaptionsphase

Als Adaptionsphase im Rahmen der ketogenen Ernährung bezeichnet man jenen Zeitraum der Umstellung, die der Organismus benötigt, um aus dem üblichen Kohlenhydratstoffwechsel in den durch die Ketogenese geprägten Stoffwechsel zu wechseln. Dieser Zeitraum kann bis zu vier Wochen anhalten und ist auch als sogenannte Lowcarb-Flu bekannt. Dabei kann eine mehr oder weniger stark ausgeprägte Symptomatik auftreten. Die Symptome sind unter anderem Kopfschmerzen bis hin zu heftigen Migräne-Attacken, Nausea, Emesis, Abgeschlagenheit und allgemeines Unwohlsein bei einem reduzierten Allgemeinzustand. Dabei ist die Ketogenese, also die hepatische Synthese von Ketonkörpern, bereits nach zwei bis drei Tagen Kohlenhydrat-Restriktion im vollen Gange.

Adipositas

Als Adipositas bezeichnet man eine pathologische, übermäßige Vermehrung von Fettgewebe. Der Übergang vom Übergewicht zu Adipositas wird ab einem BMI (Body-Mass-Index) von 30 erreicht.

Adipozyten

Adipozyten sind die Fett speichernden Zellen des weißen und braunen Fettgewebes. Die Adipozyten können sich aus Steatoblasten entwickeln. Steatoblasten sind Vorläuferzellen der Adipozyten und sie gehen aus Mesenchymzellen hervor.

Adrenalin

Adrenalin ist ein zur Gruppe der Katecholamine gehörendes Hormon, es wird im Nebennierenmark gebildet und ist ein äußerst wichtiger Neurotransmitter.

Adrenocorticotropin (ACTH)

Dabei handelt es sich um ein Hormon, das in der Adenohypophyse (Hypophysenvorderlappen) synthetisiert wird und die Aufgabe des Hormons besteht in der Regulierung der Nebennierenrinde.

Alkohol-Abusus

Unter dem Alkohol-Abusus versteht man den schädlichen Gebrauch von Alkohol. In der Folge kommt es zu physischen, psychischen und sozialen Schäden.

Alzheimer-Krankheit

Die Alzheimer-Krankheit ist eine neurodegenerative Erkrankung und durch eine zunehmende Demenz gekennzeichnet. Die Erkrankung ist nach dem Arzt Alois Alzheimer benannt, der sie 1906 erstmals beschrieb.

Akromegalie

Die Akromegalie ist einer endokrinologische Erkrankung, dabei kommt es zu einer Überproduktion des Wachstumshormons Somatotropin STH im Hypophysenvorderlappen.

Aminosäuren

Als Aminosäuren bezeichnet man im engeren Sinne 20 verschiedene Verbindungen, aus denen die menschlichen Proteine zusammengesetzt sind.

Angina pectoris, stabile und instabile

Die Angina pectoris (Brustenge) ist eine anfallsartig auftretende Erkrankung, bei der es durch eine Ischämie des Herzens zu starken, thorakalen Schmerzen kommt. Eine stabile Angina pectoris kann durch Applikation bestimmter Medikamente beeinflusst werden (Bayotensin, Nitrolingual), wobei es unter dem Einfluss der Medikamente zu einer Erweiterung der Herzkranzgefäße kommt und somit zu einem Rückgang der Symptomatik. Ist die Beeinflussung durch Medikamente nicht mehr ausreichend oder gegeben, dann spricht man von einer instabilen Angina pectoris.

Antagonist

Als Antagonist bezeichnet man eine Struktur beziehungsweise Substanz, die eine entgegengesetzte Wirkung entfaltet.

Anthropologie

Als Anthropolgie bezeichnet man die Menschenkunde beziehungsweise Wissenschaft vom Menschen.

Antidepressiva

Antidepressiva sind Medikamente, die zur Therapie von Depressionen eingesetzt werden. Darüber hinaus werden bestimmte Antidepressiva auch unter anderem. im Rahmen einer Schmerztherapie eingesetzt.

Man unterscheidet zwischen chemisch definierten Antidepressiva und Phytopharmaka. Die chemisch definierten Antidepressiva werden unterteilt in:

- trizyklische Antidepressiva (Amitryptilin, Clomipramin, Doxepin etc.)
- tetrazyklische Antidepressiva (Mianserin, Mirtazapin, Maprotilin)
- selektive Serotonin-Wiederaufnahme-Hemmer SSRI (Fluoxetin, Paroxetin etc.)
- Serotonin-Noradrenalin-Wiederaufnahme-Hemmer SNRI (Venlafaxin)
- Noradrenalin-Dopamin-Wiederaufnahme-Hemmer NDRI (Bupropion)
- Noradrenalin-Wiederaufnahme-Hemmer NARI (Reboxetin, Viloxazin)
- Monoaminooxidase-Hemmer/MAO-Hemmer (Moclobemid, Tranylcypromin)
- atypische Antidepressiva (Mirtazapin, Trazodon)
- sonstige Antidepressiva (Agomelatin)

Antikonvulsiva

Arzneimittel, die zur Behandlung von Epilepsie eingesetzt werden.

Aphasie

Als Aphasie (Sprachlosigkeit) bezeichnet man eine erworbene Störung der Sprache aufgrund einer Schädigung der dominanten Hemisphäre des Gehirns.

Apoplex, Apoplexie

Apoplex und Apoplexie sind gleichbedeutende Begriff für einen Insult, also einen Schlaganfall. Bei einem Schlaganfall handelt es sich um eine plötzlich auftretende zerebrovaskuläre Insuffizienz.

Arteriosklerose

Die Arteriosklerose bezeichnet die Ablagerung von Lipiden (Fetten), Thromben, Bindegewebe und Kalk in den Blutgefäßen. Die wörtliche Übersetzung heißt bindegewebige Verhärtung der Schlagadern.

Arthrose

Als Synonym verwendet man oftmals den Begriff Arthrosis deformans und darunter versteht man einen Gelenkverschleiß, der über das altersübliche Maß hinausgeht.

Autoimmunerkrankungen

Darunter versteht man Erkrankungen, bei der sich das Immunsystem gegen körpereigene Strukturen richtet. Diese Strukturen können zum Beispiel Zellen oder ganze Gewebegruppen sein. Der Begriff steht für eine Vielzahl an pathologischen Veränderungen.

Azidose, metabolische

Die metabolische Azidose ist eine durch den Stoffwechsel bedingte Übersäuerung (Azidose) des Blutes, bei der der pH-Wert des Blutes unter 7,35 absinkt. Bei der metabolischen Azidose nehmen die Anzahl der Protonen aufgrund einer metabolischen Störung zu.

B

Basedow, Morbus

Die Basedowsche Krankheit ist eine Erkrankung der Schilddrüse. In manchen Fällen geht die Erkrankung mit einem Kropf (Struma) , einer Hyperthyreose (Schilddrüsenüberfunktion) oder einer Beteiligung der Augen (endokrine Orbitopathie) einher.

Beri-Beri

Beri-Beri ist eine Erkrankung, die durch Vitamin B1-Mangel entsteht und zu Nervenstörungen, Störungen der Muskulatur und des Herz-Kreislauf-Systems führt.

Betablocker

Betablocker sind Arzneistoffe die entweder selektiv oder unselektiv die Beta-Adrenozeptoren des menschlichen Organismus blockieren. Die daraus resutlierende Wirkung ist eine Senkung des arteriellen Blutdruckes. Betablocker sind demnach natürliche oder synthetische Antagonisten (Gegenspieler) von Beta-Sympathomimetika. Folgende chemisch definierte Betablocker werden pharmakologisch unterschieden:

- Beta1-Blocker (Atenolol, Acebutolol, Metoprolol)
- Beta2-Blocker
- unselektive Beta-Blocker (Propranolol, Pindolol, Carvedilol)
- Betablocker mit zusätzlicher Wirkung (Carvedilol, Sotalol, Celiprolol, Nebivolol)

Beta-Hydroxybutyrat

Beta-Hydroxybutyrat beziehungsweise 3-Hydroxybutyrat stellt den bedeutendsten der drei Ketonkörper dar, welche durch eine hepathische Synthese entstehen.

Beta-Oxidation

Unter der Beta-Oxidation versteht man den oxidativen Abbau von Fettsäuren zu Acetyl-CoA im Matrixraum der Mitochondrien.

Blut-Hirn-Schranke

Die Blut-Hirn-Schranke ist eine Barriere zwischen Blut und Zentralnervensystem (ZNS), sie ist nur für bestimmte körpereigene und körperfremde Strukturen durchlässig.

Brenztraubensäure

Die Brenztrauensäure (Acetylameisensäure) ist die einfachste Ketocarbonsäure. Ihre Salze und Ester werden als Pyruvate bezeichnet. In der Chemie bezeichnet Pyruvat das Anion der Brenztraubensäure.

Body-Mass-Index (BMI)

Der BMI ist eine Maßzahl für die Bewertung des Körpergewichtes eines Menschen in Relation zu seiner Körpergröße.

C

Capsaicin

Capsaicin ist ein Alkaloid und es wird aus dem Nachtschattengewächse Capsicum gewonnen.

Capsaicinoide

Schärfe erzeugende Substanzen werden als Capsacinoide bezeichnet.

Carbonsäure

Carbonsäuren sind organische Verbindungen, die eine oder mehrere Carboxylgruppen tragen. Ihre Salze werden Carboxylate und ihre Ester in der Regel Carbonsäureester genannt (Quelle: chemie.de/lexikon).

Carbonylgruppe

Carbonylgruppen sind chemische Gruppen in organischen Verbindungen, die aus einem Kohlenstoff- und einem Sauerstoffatom bestehen. Über eine Doppelbindung sind sie miteinander verbunden.

Catecholamin

Als Catecholamine bezeichnet man die Gruppe der biogenen Amine Noradrenalin und Dopamin, (dabei handelt es sich um sogenannte primäre Katecholamine) sowie Adrenalin und deren Derivate, die sekundären Catecholaminen.

Cerebroside

Cerebroside sind im Myelin des Nervengewebes vorkommende Glycosphingolipide.

Cheatday

Im Rahmen der ketogenen Ernährung bezeichnet man die Aufnahme diverser Kohlenhydrate ohne dem vorrangigen Ziel, die Ketogenese aufrecht zu erhalten durch eine Kohlenhydrat-Restriktion.

Cholecystokinine (CCK)

Dabei handelt es sich um ein Peptidhormon, das von den I-Zellen des Duodenums und Jejunums sezerniert wird.

Cholesterin

Cholesterin (Cholesterol) ist ein in allen Zellen vorkommender Naturstoff und er wird zu den Lipiden gezählt. Cholesterine sind polyzyklische Alkohole und sie dienen dem menschlichen Organismus als Baustoffe. Man unterscheidet neben dem Gesamt-Cholesterin auch noch das LDL und HDL.

Citratzyklus

Der Citratzyklis (Krebs-Zyklus, Tricarbonsäurezyklus) ein biochemischer Reaktionen-Kreislauf, der eine wichtige Rolle im Metabolismus (Stoffwechsel) darstellt. Im Citratzyklus treffen verschiedene Abbauwege in Form von aktivierter Essigsäure zusammen:

- Kohlenhydrat-Stoffwechsel
- Protein-Stoffwechsel
- Fett-Stoffwechsel

Coma diabeticum

Das Coma diabeticum ist eine komplexe Entgleisung des Stoffwechsels, die unter anderem mit Bewusstseinsverlust einhergeht und unbehandelt zum Tode führt. Sie tritt im Rahmen eines Diabetes mellitus auf.

Cortisol

Cortisol ist ein sogenanntes Steroidhormon aus der Gruppe der Glukokortikoide.

Cytosol

Als Cytosol bezeichnet man die flüssigen Bestandteile des Cytoplasmas von eukaryotischen und prokaryotischen Zellen.

D

Diabetes mellitus

Diabetes mellitus, der honigsüße Durchfluss, ist eine auf Insulinresistenz oder Insulinmangel basierte Stoffwechselstörung die durch einen chronisch erhöhten Blutzuckerspiegel gekennzeichnet ist. Für die Gesunderhaltung des menschlichen Körpers muss dieser Blutzuckerspiegel jedoch in engen Grenzen gehalten werden. Das Vorstadium wird als Prädiabetes bezeichnet. Man unterscheidet beim Diabetes mellitus verschiedene Formen:

- Typ-1-Diabetes (ADA Klasse 1)
- Typ-2-Diabetes (ADA Klasse 2)
- Sonderformen
- sonstige Formen
- Gestationsdiabetes im Rahmen einer Schwangerschaft (ADA Klasse 4)

Diarrhoe

Als Diarrhoe bezeichnet man die Abgabe von zu flüssigem Stuhl. Es handelt sich hierbei um ein Symptom und Durchfall ist keine eigenständige Erkrankung. Im Rahmen der Adaptionsphase und somit der ketogenen Ernährung kann es zeitweise zu Durchfällen kommen, sie sind oftmals leichter Natur und vorübergehend in den ersten Tagen zu beobachten.

Diastole

Die Diastole umschreibt die Entspannungsphase beziehungsweise Erschlaffungsphase des Herzmuskels. Die Diastole dient der Füllung des Herzens mit Blut und bestimmt somit das Fördervolumen des Herzens.

Decarboxylierung

Darunter versteht man die Abspaltung einer Carboxylgruppe von einem Molekül und die Freisetzung als Kohlendioxid.

Dehydratation (Dehydration)

Die Dehydratation ist die Abnahme der Körperflüssigkeit beziehungsweise des Körperwassers eines Organismus. Eine massive Dehydratation führt zu einer Exsikkose.

Duodenum

Der Zwölffingerdarm (Duodenum) ist der erste (kurze) Abschnitt des Dünndarms und in etwa 30 cm lang, was etwa zwölf Fingern entspricht, daher die Namensgebung.

Dyspepsie

Unter der Dyspepsie versteht man einen Symptomkomplex verschiedener Genese. Die Symptomatik reicht dabei von abdominellen Beschwerden, bis hin zu Sodbrennen, Aufstoßen, retrosternaler Schmerzen, Meteorismus, Nausea und Emesis (Vomitus).

Dyspnoe

Als Dyspnoe bezeichnet man eine unangenehm erschwerte Atemtätigkeit.

E

Emesis (Vomitus)

Emesis, auch Vomitus genannt, ist das Erbrechen. Das Erbrechen ist eine äußerst komplexe und vom Brechzentrum gesteuerte, reflexartige Körperreaktion, die zu einer umgekehrten Entleerung von Magen- oder Darminhalt führt.

Epilepsie

Die Epilepsie (Krampfanfall) ist eine Funktionsstörung des Gehirns, die durch ein Zusammenspiel pathologischer Erregungsbildung und fehlender Erregungsbegrenzung in den Nervenzellen des ZNS entsteht. Man unterscheidet fokale und generalisierte Epilepsien, Grand-Mal und Petit-Mal-Anfälle.

Epilepsie, pharmakoresistente

Bei der pharmakoresistenten Epilepsie kann diese durch Medikamente entweder nur unzureichend oder überhaupt nicht beeinflusst werden.

Expiration

Als Expiration bezeichnet man jene Phase des Atemzyklus, in der die Atemluft aus der Lunge ausgeatmet wird.

Extrazellularraum

Der Extrazellularraum ist der Raum eines Gewebes/Organismus, der sich außerhalb der Zellen befindet und die Extrazellularflüssigkeit beherbergt.

F

Fibromyalgie

Die Fibromyalgie, auch Weichteilrheumatismus genannt, ist ein Faser-Muskel-Schmerz diverser Körperregionen der mit verschiedenen Symptomen gekoppelt sein kann, darunter Erschöpfung, Insomnie und Konzentrationsschwäche.

Fokus, mentaler

Als mentalen Fokus im Rahmen der ketogenen Ernährung bezeichnet man die bewusste Konzentration auf ein klar definiertes Ziel.

G

Galaktose

Die Galaktose (Schleimzucker) ist eine natürlich vorkommende chemische Verbindung aus der Gruppe der Monosaccharide, also Einfachzucker.

Ganglioside

Ganglioside sind meist wasserunlösliche Lipide, die in der äußeren Hälfte der Zellmembran vorkommen, insbesondere in den Membranen von Nervenzellen. Die Namensgebung beruht auf Ganglion (Nervenknoten) und »-osid« für Glycosid.

Ghrelin

Ghrelin ist ein gastrointestinales Hormon, das an der Steuerung von Hunger- und Sättigungsgefühl beteiligt ist.

Glutathion

Das Glutathion ist ein sogenanntes atypische Tripeptid aus den Aminosäuren Glutamat, Cystein und Glycin. Die Bindung ist atypisch, weil sie unabhängig vom Proteinbiosyntheseapparat erfolgt.

Glukagon

Glukagon ist ein Peptidhormon, das in den Langerhans'schen Inselzellen der Pankreas sowie in geringer Konzentration im ZNS gebildet wird. Es ist der Antagonist des Insulins.

Glukose

Die Glucose(umgangssprachlich Traubenzucker) ist eine natürlich vorkommende chemische Verbindung und dabei handelt es sich um ein Monosaccharid (Einfachzucker).

Glykogen

Glykogen ist die Speicherform des Zuckers im Organismus.

Glykogensynthese

Die Glykogensynthese ist der Aufbau der Speicherform der Glukose, bestehend aus langen, verzweigten Ketten, die aus einzelnen Glukosemolekülen bestehen.

Glucocorticoide

Glucocorticoide sind Steroidhormone und sie werden in der Nebennierenrinde synthetisiert. Sie beeinflussen unter anderem den Kohlenhydrat-Stoffwechsel.

Gluconeogenese

Die Gluconeogenese ist eine Neubildung von Glucose aus organischen Non-Kohlenhydratvorstufen wie Pyruvat, Oxalacetat und Dihydroxyacetonphosphat. Die Gluconeogenese ermöglicht auch bei längerer Kohlenhydrat-Restriktion das Überleben bestimmter Strukturen, die auf das Vorhandensein von Glucoseangewiesen sind. Im Rahmen der ketogenen Ernährung kann es bei einem Überangebot an Protein ebenfalls zu einer Gluconeogenese kommen, was der Ketogenese entgegenwirkt und vermieden werden muss, um die Synthese von Ketonkörpern aufrecht zu erhalten.

Glykolyse

Die Glykolyse umschreibt den ersten Teil des Glukose-Stoffwechsels und es handelt sich dabei um einen biochemischen Abbauweg, bei dem ein Molekül Glucosein zwei Moleküle Pyruvat umgewandelt wird.

H

Hepatozyten

Die Hepatozyten sind Zellen des Lebergewebes, die etwa 80Prozent des Lebervolumens einnehmen.

Herzkrankheit, koronare (KHK)

Die Koronare Herzkrankheit ist eine pathologische Veränderung des Herzens, die durch eine Arteriosklerose der Koronararterien ausgelöst wird und zu einer zunehmenden Stenosierung (Verengung) dieser Gefäßstrukturen führt. Die KHK kann asymptomatisch verlaufen, oftmals machen sich jedoch eine Reihe von Symptomen bemerkbar:

- Angina pectoris
- retrosternaler Schmerz
- Angstgefühl
- Schweißausbrüche

HMG-CoA

Abkürzung für 3-Hydroxy-3-Methylglutaryl-Coenzym-A.

HMG-CoA-Lyase

Dabei handelt es sich um ein Schlüsselenzym mit Importanz für die Ketogenese.

HMG-CoA-Synthase

Synthasen bezeichnen in der Chemie Enzyme, die die Herstellung eines bestimmten Stoffes katalysieren.

Hypoglykämie

Als Hypogklykämie bezeichnet man den Abfall des Blutzuckerspiegels.

Hypokaliämie

Von einer Hypokaliämie spricht man, wenn die Serumkonzentration des Kaliums unter 3,6 mmol/l liegt.

Hypotonie

Die Hypotonie ist das Abfallen des arteriellen Blutdrucks unterhalb von 100/60 mmHg.

Hyperglykämie

Die Hyperglykämie ist eine pathologisch vermehrte Konzentration des Blutzuckerspiegels im Blut.

Hyperkaliämie

Die Hyperkaliämie ist ein Kalium-Überschuss und es handelt sich um eine Elektrolytstörung, die lebensgefährlich sein kann. Die Hyperkaliäme wird beim Erwachsenen ab 5,0 mmol/l und mehr erreicht, bei Kindern ab 5,4 mmol/l im Blutserum.

Hyperthyreose

Die Hyperthyreose ist eine Überfunktion der Schilddrüse.

Hypertonie, arterielle

Die arterielle Hypertonie ist eine pathologische Erhöhung des arteriellen Blutdrucks.

I

Insulin

Insulin ist ein Peptidhormon und es reguliert die Aufnahme von Glucosein die Körperzellen. Insulin wirkt unter anderem blutzuckersenkend und es spielt eine überragende Rolle bei der Therapie des Diabetes mellitus. Insulin ist der natürliche Antagonist des Glucagons. Die Namensgebung ist auf die Inselzellen der Bauchspeicheldrüsen (Pankreas) zurückzuführen.

J

Jejunum

Das Jejunum ist einer der drei Dünndarm-Abschnitte und er schließt sich dem Duodenum an und geht in das Ileum über.

K

Katalyse, enzymatische

Als enzymatische Katalyse bezeichnet man eine chemische Umwandlung in biologischen Systemen mithilfe von Enzymen.

Ketocarbonsäure

Ketocarbonsäuren sind Carbonsäuren mit einer zusätzlichen Ketogruppe.

Ketogenese

Die Ketogenese ist die hepatische Synthese von Ketonkörpern und sie ist ein physiologischer Stoffwechselweg im Rahmen einer Kohlenhydrat-Restriktion.

Ketonkörper

Zu den Ketonkörper gehören jene Verbindungen, die aus der Ketogenese hervorgehen. Dazu gehören das Acetoacetat, Aceton und Beta-Hydroxybutyrat. Letzteres wird zu den Ketonkörpern gezählt, obwohl es rein chemisch gesehen kein Keton im engeren Sinne ist.

Ketonsynthese

Ketonysnthese ist die hepatische Synthese, also Herstellung von Ketonkörper.

Ketoazidose

Die Ketoazidose (nicht zu verwechseln mit der physiologischen Ketose) ist eine Form der metabolischen Azidose. Sie tritt häufig als Komplikation bei Diabetes mellitus bei absolutem Insulinmangel auf.

Ketose

Die Ketose bezeichnet sowohl in der Veterinär- als auch in der Humanmedizin einen Stoffwechselzustand, bei dem ein Anstieg der Konzentration von Ketonkörpern im Blut und Extrazellularraum über die Normwerte hinaus festzustellen ist.

Ketonurie

Als Ketonurie bezeichnet man das Auftreten von Ketonkörpern im Urin. Im Rahmen der ketogenen Ernährung kommt es im verstärkten Maße zu einer physiologischen Ketonurie.

Koma, ketoazidosisches

Das ketoazidosische Koma ist eine Komplikation im Rahmen eines Diabetes mellitus bei einem absoluten Insulinmangel. Die Ketoazidose tritt gehäuft bei Typ I Diabetes auf und kann unter Umständen einen lebensgefährlichen Verlauf nehmen.

Kussmaul-Atmung

Die Kussmaul-Atmung ist eine tiefe und betonte Atmung, die im Rahmen einer metabolischen Azidose auftreten kann. Sie ist ebenso bei präfinalen Patienten zu beobachten.

L

Laktatazidose

Die Laktatazidose ist eine Form der metabolischen Azidose, dabei kommt es zu einem Abfall des pH-Wertes im Blut durch eine vermehrte Anhäufung von Milchsäure.

Laurinsäure

Die Laurinsäure ist eine gesättigte Fett- und Carbonsäure und unter anderem in Kokosöl enthalten.

Laxantia

Laxantia sind Medikamente mit einer abführenden Wirkung. Man unterscheidet grundsätzlich:

- Quell-, Füll- und Gleitstoffe inklusive osmotischer wirkender Laxantia
- Motilitäts- und sekretionsbeeinflussende Laxantia

Leptin

Leptin ist ein vom Fettgewebe produziertes Adipokin und ist an der Regulation des Hunger- und Sättigungsgefühl beteiligt.

Lipide

Lipide sind Fette und neben Kohlenhydraten und Proteinen einer der drei Makronährstoffe.

Lipogenese

Die biologische Synthese von Fettsäuren wird als Lipogenese bezeichnet.

Lipolyse

Als Lipolyse bezeichnet man die hydrolytische Spaltung verseifbarer Lipide.

LOGI-Methode

Die Logi-Methode ist eine Ernährungsform, die durch eine Reduktion von Kohlenhydraten gekennzeichnet ist. Dabei steht LOGI für den Begriff Low Glycemic Index (niedriger glykämischer Index).

M

Malonsäure

Die Malonsäure ist eine bei Raumtemperatur kristalline Dicarbonsäure, deren Ester und Salze Malonate genannt werden.

Metabolismus

Metabolismus ist in Chemie, Biologie und Medizin der Fachbegriff für den Stoffwechsel.

mHS (mitochondrielle HMG-CoA-Synthase)

HMG-CoA-Synthase in den Mitochondrien.

Migräne

Die Migräne ist eine neurologische Erkrankung und gekennzeichnet durch einen wiederkehrenden, pulsierenden und halbseitigen Kopfschmerz, daher auch die Namensgebung (Hemicrania, halber Schädel).

Mitochondrien

Mitochondrien sind faden- und kugelförmige Gebilde in Zellen und als Kraftwerke der Zellen bekannt.

Myokardinfarkt

Unter einem Myokardinfarkt versteht man den lokalen Untergang von Herzmuskelgewebe aufgrund einer regionalen Durchblutungsstörung.

Myozyten

Myozyten sind Muskelfaserzellen.

N

Nausea

Nausea steht in der Medizin für Übelkeit.

Neuroleptika

Neuroleptika sind Arzneimittel, die unter anderem eine psychotrope und neurologische Wirkung im Organismus haben. Man unterscheidet grundsätzlich folgende Neuroleptika:

- trizyklische Neuroleptika (Chlorpromazin, Perazin, Levomepromazin, Triflupromazin etc.)
- Butyrophenone (Haloperidol, Benperidol, Bromperidol, Droperidol, Melperon, Pipamperon)
- Diphenylbutylpiperidine (Pimozid, Fluspirilen, Penfluridol)
- atypische Neuroleptika (Clozapin, Olanzapin, Quetiapin, Sertindol, Sulpirid)

Neuroleptika können auch aufgrund ihrer Wirkungsstärke eingeteilt werden, ähnlich wie die Einteilung der Benzodiazepine.

Niereninsuffizienz

Als Niereninsuffizienz bezeichnet man die unzureichende Funktion einer oder beider Nieren. Dabei kommt es zu einer Erhöhung der harnpflichtigen Substanzen. Man unterteilt die Niereninsuffizienz in:

- akutes Nierenversagen (ANV)
- chronisches Nierenversagen (CNV)

Noradrenalin

Noradrenalin ist ein zur Gruppe der Katecholamine gehöriger Neurotransmitter.

O

Obstipation

Als Obstipation bezeichnet man eine akute oder chronische Stuhlverstopfung des Darms.

Organe, extrahepatische

Organe, womit nicht die Leber gemeint ist.

Oxalacetat

Die Salze der Oxalessigsäure werden Oxalacetate genannt.

P

Paleo-Ernährung

Paleo-Ernährung steht für die Ernährung des Paläolithikums, also der Altsteinzeit und orientiert sich an der ursprünglichen Ernährung des Menschen als Jäger und Sammler.

Pankreas

Das Pankreas ist die Bauchspeicheldrüse, ein quer im Oberbauch liegendes Drüsenorgan. Die von ihr gebildeten Verdauungsenzyme werden in das Duodenum abgegeben.

Pankreomyzin

Dabei handelt es sich um ein Gewebshormon aus der Mukosa des Duodenums, das die Sekretion von Bauchspeichel und Bauchspeichelenzymen forciert.

Parästhesie

Parästhesien sind Missempfindungen, die sich in Form von Brennen, Kribbeln, Ameisenlaufen und Nadelstich- sowie pelzigem Gefühl äußern können.

Parese

Eine Parese ist eine unvollständige Lähmung.

Pellagra

Pellagra ist eine sogenannte Hypovitaminose in Folge eines Niacinmangels.

Pharmakotherapie, antikonvulsive

Die Behandlung von Epilepsie mit Medikamenten wird als antikonvulsive Pharmakotherapie bezeichnet.

Physiologie

Die Physiologie ist die Lehre von der Funktionsweise des Körpers und seiner Organe.

Polypetide

Ein Polypeptid ist ein kurzkettiges Peptid, das in der Regel aus 10 bis 100 Aminosäuren besteht.

Polysaccharide

Darunter versteht man Vielfachzucker beziehungsweise Kohlenhydrate, die eine große Anzahl Monosaccharide über eine glycosidische Bindung aufweisen.

Prostaglandin

Prostaglandine sind Lokalhormone, die von der Arachidonsäure abgeleitet sind und zur Klasse der Eikosanoide zählen. Sie spielen unter anderem eine zentrale Rolle bei der Schmerzvermittlung und für die Wirkung bestimmter Hormonen.

Protein

Proteine sind Eiweiße und gehören zu den Makronährstoffen.

Pyruvat

Pyruvat ist das Anion der Brenztraubensäure und die wichtigste Verzweigungsstelle im anaeroben und aeroben Stoffwechsel (Quelle: spektrum.de/lexokon/biochemie)

Pyruvat-Carboxylase-Störung

Pyruvat-Carboxylase ist ein Schlüsselenzym der Gluconeogenese und katalysiert die Carboxylierung von Pyruvat zu Oxalacetat. Eine Störung verhindert den beschriebenen Vorgang.

Q

R

Rachitis

Eine Rachitis ist eine mit Deformationen einhergehende Störung des Knochenstoffwechsels, die im Kindesalter auftritt.

Refeeding

Das Refeeding im Rahmen der ketogenen Ernährung umschreibt die bewusste Zufuhr von Nährstoffen, auch solcher, die die Ketogenese durch Insulinausschüttung unterbinden (Kohlenhydrate in gesunder Form).

S

Sauerstoffspezies, reaktive (ROS)

Als reaktive Sauerstoffspezies bezeichnet man vereinfacht gesagt sogenannte Sauerstoffradikale, die möglicherweise eine schädigende Wirkung auf den Organismus haben.

Somatotropin

Das Somatotropin ist ein im Hypophysenvorderlappen gebildetes Peptidhormon, welches einen maßgeblichen Einfluss auf das Wachstum und den Metabolismus hat.

Spurenelemente, essenzielle

Darunter versteht man Spurenelemente, die für den Organismus lebensnotwendig sind.

Synthese

Chemisch gesehen versteht man darunter das Zusammenfügen von Elementen zu einer Verbindung.

Systole

Die Systole ist jene Phase des Herzzyklus, bei der das Blut durch Kontraktion in den Gefäßen weiterbefördert wird. Die Systole ist das Gegenteil der Diastole.

T

Thermogenese

Die Thermogenese ist die Wärmebildung durch Stoffwechselaktivität von Lebewesen.

Thyreotropin

Das thyreotrope Hormon TSH ist ein Hormon, das in den basophilen Zellen des Hypophysenvorderlappens produziert wird. Es wirkt stimulierend auf das Wachstum, die Jodaufnahme und die Hormonbildung der Schilddrüse.

Triglyceride

Triglyceride sind dreifache Ester des dreiwertigen Alkohols Glycerin mit drei Säuremolekülen.

Triglyceride, mittelkettige (MCT, MKT)

Mittelkettige Triglyceride sind Fettsäuren wie beispielsweise die Capron-, Capryl- Caprin- und Laurinsäure. Sie spielen im Rahmen einer ketogenen Ernährungsweise eine übergeordnete Rolle.

MCT ist dabei die englische Bezeichnung medium-chain triglycerides.

U

V

Verbindungen, lipophile und hydrophile

Lipohile Verbindungen sind fettlösliche Verbindungen, hydrophile Verbindungen hingegen wasserlöslich. Sie spielen im Rahmen der Vitaminzufuhr eine Rolle im Rahmen der ketogenen Ernährung.

Verschlusskrankheit, peripher arterielle (pAVK)

Darunter versteht man die fortschreitende Stenosierung beziehungsweise Okkludierung (Verschluss) der arteriellen Arm- oder häufiger Beingefäße.

Vertigo

Vertigo ist medizinische Fachbegriff für Schwindel.

W

X

Y

Z

Zytosol (siehe Cytosol)

Quellenverzeichnis

Erica Jecklin: Arbeitsbuch Anatomie und Physiologie, 9. Auflage
Gustav Fischer Verlag, ISBN 3-437-00860-9

Erica Jecklin: Arbeitsbuch Anatomie und Physiologie, 7. Auflage
Gustav Fischer Verlag, ISBN 3-437-00662-2

Hans-Ulrich Grimm: Garantiert gesundheitsgefährdend - Wie uns die Zucker-Mafia krank macht
Droemer-Knaur, ISBN 978-3-426-27588-7

Speckmann/Wittkowski: Bau und Funktionen des menschlichen Körpers, 19. Auflage,
Urban & Schwarzenberg, ISBN-3-541-02649-9

Mischo-Kelling Zeidler: Innere Medizin und Krankenpflege
Urban & Schwarzenberg, ISBN 3-541-13891-2

Thiemes Pflege, 10. Völlig neu bearbeitete Auflage
Georg Thieme Verlag Stuttgart, ISBN 3-13-500010-9

Prof. Dr. med. K.U. Benner: Gesundheit und Medizin heute
Bechtermünz Verlag, ISBN 3-86047-377-8

Horn, F. (2012): Biochemie des Menschen. Das Lehrbuch für das Medizinstudium. 5. Auflage
Stuttgart: Georg Thieme Verlag

J. Schrade und M. Kelm (Das Herz, Stuttgart 2005)

Christen, P. & Jaussi, R. (2005): Biochemie. Eine Einführung mit 40 Lerneinheiten.
Heidelberg: Springer-Verlag

Dr. med. Eberhard J. Wormer und Prof. Dr. med. Johann A. Bauer, Lingen Verlag

Altenpflege in Lernfeldern, 2. Auflage
Thieme ISBN 978-3-13-145532-1

G. Münch, J. Reitz (Hrsg.): Grundlagen der Krankheitslehre
ISBN 3-933203-06-6

W. Kruse, G. Schettler (Hrsg.): Allgemeinmedizin
ISBN 3-933203-05-8

Joseph Bücker: Anatomie und Physiologie (Lehrbuch für medizinisches Hilfspersonal), 22. Durchgesehene Auflage
Georg Thieme Verlag Stuttgart

Martin Kaltenbach: Kardiologie-Information, 2. Überarbeitete Auflage
Steonkopff Verlag Darmstadt, ISBN-3-7985-0817-8

Herder Lexikon: Medizin
Herder Freiburg, ISBN 3-451-16461-2

Lexikon der Synonyme
Tandem Verlag, EAN 23114876

Lexikon der Abkürzungen, Maße und Formeln
Tandem Verlag, EAN 23114876

Römpp kompakt – Lexikon Biochemie und Molekularbiologie 1999
ISBN 3131166819

Inke Joachims: Süchtig nach Süßem
Kneipp Verlag, ISBN 978-3-7088-0557-3

Martina Fontana: Voll auf Zucker!
Kösel Verlag, ISBN 978-3-466-34575-5

Prof. Dr. med. Olaf Adam, Dr. Yvonne Braun: Die Zucker-Fett-Falle
GU Verlag, ISBN 978-3-8338-1866-0
Krankheitslehre I care
Thieme 2015, ISBN 9783131657114

I care Pflege, Thieme 2015
ISBN 978-3-13-165651-3

I care Wissen to go App, Pflege
Georg Thieme Verlag, Stand August 2015

Internet-Quellen:

www.wikipedia.de
www.doccheck.com
flexikon.doccheck.com
www.chemie-schule.de
www.linkfang.de
www.chemie.de
www.biologie-seite.de
foodpunk.de
lchf.de
aesirsports.de
low-carb-high-fat.de
www.jetzt-fit-sein.de
www.paleo360.de
upfit.de
www.ernaehrung-schwanger.de
www.urbia.de
www.onleihe.de
othes.univie.ac.at
www.orden-pourlemerite.de
www.natural-horse-care.com
www.scribd.com
docplayer.org
www.klaerwerk.info
www.krankenpflege-candidus.de
ediss.uni-goettingen.de
www.safs.com
www.deutsche-digitale-bibliothek.de
www.diabetiker-mailbox.com
temporati.de
www.aerzteblatt.de
worterbuchdeutsch.com
www.e-rauchen-forum.de
www.hihapps.info
markenrebell.podigee.io
www.nlsetc.de
www.gundja.de
www.figurbetont.com
www.schallers-gesundheitsbriefe.de
de.sott.net
www.praxiskuepper.de
doczz.net

www.linkfang.de
passion-for-movement.blogspot.de
www.martinruetter.com
www.wolfshunger.net
xn--kokosl-0xa.wiki
www.natura-sana.ch
www.patientundanwalt.de
www.kokosoel.info
www.lymphcaredeutschland.de
www.biologie-seite.de
leximnesia.org
www.vitamineonlineshop.com
www.paracelsus.de
www.nahani.net
www.enzyklopaedie-dermatologie.de
orkansaklan.page.tl
www.biologie-seite.de
gesundfuerdich.de
www.gesundbuch-verlag.com
www.healthpages.eu
www.bodyandsoul-erkrath.de
www.give-ev.de
asana-gmbh.de
www.jewiki.net
www.peak.ag
vikimy.com
www.paradisi.de
www.diemutmacher.com
www.aramark-ernaehrung.de
www.muskelaufbaumittel.net
www.naturepower.de
enki-institut.com
dictionary.sensagent.com
www.biancahoegel.de
www.doc4pills.de
www.psychotherapie-schifferdecker.de
rentenberater-sommer.blogspot.com
www.ernaehrungs-umschau.de
www.krebsgesellschaft.de.
www.apotheken.de
www.spektrum.de
www.pflegewiki.de

Weitere Titel des Autors bei FRANZIUS

»KETOGA – Ketogene Ernährung und Yoga«

Was passiert im Organismus, wenn man zwei auf ihren Ebenen mächtige Systeme miteinander vereint und ihre Wirkungsweisen aufeinander abstimmt?

Diese Frage stellte sich Fabrizio P. Calderaro, der mit seinem »Handbuch der ketogenen Ernährung« bereits ein Standardwerk für Fachleute und Laien erstellt hat, und schuf ein System auf ganzheitlicher Ebene, das eine der ältesten Philosophien und wohl bekanntesten Übungssysteme der Welt mit einem mächtigen Instrument in der Ernährung vereint. Hieraus entstand KETOGA.

Der Autor vermittelt nicht nur seine weiterführenden Erkenntnisse über die Ketogenese, sondern auch wichtiges Hintergrundwissen über Yoga und wie es im Zusammenspiel mit der ketogenen Ernährung - in Form von KETOGA – sinnvoll eingesetzt werden kann. So führt er den Leser in eine neue »ketogische« Praxis ein, angefangen bei einer sinnvollen, adäquaten Zusammensetzung der Makronährstoffe über das »ketogische Nidra«, der »ketogischen Zungenreinigung«, den »Asanas«, dem »Pranayama« bis hin zum »Karma« oder den »Darshanas« u.v.m.

Taschenbuch, ca. 348 Seiten

ISBN: 978-3-96050-120-6

Weitere Ratgeber bei FRANZIUS

»Enneagramm und Hochsensibilität –
Die neun Persönlichkeitstypen und ihr Entwicklungspotential«
Von Dr. Marianne Skarics, ISBN 978-3-96050-170-1

Das Enneagramm ist ein sehr altes System zur Selbstfindung und zum besseren Verständnis unserer Persönlichkeitsmuster. Es unterscheidet neun grundlegende Charaktertypen und zahlreiche Untertypen. Doch das Enneagramm beschreibt die Persönlichkeitstypen nicht nur, sondern es erklärt, warum wir sind wie wir sind. Es deckt also unsere Motive, Ängste, Grundbedürfnisse und Abwehrmechanismen auf und veranschaulicht unsere Entwicklungsmöglichkeiten. Dem eigenen Enneagrammtyp samt Untertyp auf die Spur zu kommen, bedeutet daher auch, sich selbst und seine Problembereiche besser zu verstehen sowie Wege zur optimalen Entfaltung der Persönlichkeit und des eigenen Potenzials zu erkennen.
Frau Dr. Skarics stellt in diesem Buch das Enneagramm in seiner ganzen Tiefe und Komplexität umfangreich vor, und sie verbindet erstmals dessen neun Persönlichkeitstypen mit der Thematik der Hochsensibilität. Anhand des Enneagramms können die Unterschiede zwischen Hochsensiblen beschrieben und die verschiedenen Ausprägungsarten von Hochsensibilität auf anschauliche Weise erklärt werden. Dadurch ist es möglich, die eigene ganz spezielle Form der Hochsensibilität weitaus tiefgreifender zu verstehen. Zugleich bedeutet dies eine Erweiterung des Enneagrammwissens um die Dimension der Hochsensibilität.
Ein Buch, das viele Aha-Momente beschert und Möglichkeiten zur optimalen Persönlichkeitsentfaltung aufzeigt. Mit zahlreichen Tipps und Übungen für alle Enneagrammtypen sowie Zusatzübungen für die hochsensiblen Vertreter aller Typen stellt es eine wertvolle praktische Lebenshilfe und Anregung zu persönlichem Wachstum dar.
Taschenbuch A5, ca 340 Seiten, ISBN: 978-3-96050-170-1

»Increase your energy: Mehr Gesundheit, Erfolg und Glück«
Deutsche Erstausgabe des Titels »Increase your energy«
Von Frederick Dodson

Der Schwerpunkt dieses Buches liegt auf der Steigerung der eigenen Energie, des Bewusstseins und der eigenen Gesundheit. Es deckt ein breites Spektrum an Themen ab: von Gewichtsabnahme über das Loslassen von Ängsten und Sucht bis hin zu Glückszuständen und darüber hinaus noch vielen mehr. Hier werden zahlreiche Techniken und Prinzipien offengelegt, die in mehr als dreißig Jahren der Bewusstseinsforschung vom international bekannten Autor und Speaker Frederick Dodson erprobt wurden.
Taschenbuch A5, ca 292 Seiten, ISBN 978-3-96050-136-7

Novitäten 2019/2020 im Franzius Verlag

Romane

»Die Heimsuchungen der Familie Bell – Teil 1«
Historischer Krimi von Christiane Kromp, ISBN 978-3-96050-174-9

»Mörderische Psychospiele – Zwischen Bremen und der Nordsee«
Regionalkrimi von Sabine Bruns, ISBN 978-3-96050-172-5

»28 m² – Die Probandenstudie«
Thriller von Perry Payne, ISBN 978-3-96050-168-8

»Getaway – Auf der Flucht vor der Vergangenheit«
Thriller von Timothy Whiter, ISBN 978-3-96050-164-0

»Redric«
Thriller von Jenny Rubus, ISBN 978-3-96050-160-2

»Tödliche Ruhr«
Kriminalroman von Ralf Weißkamp, ISBN 978-3-96050-152-7

»S.A.M. – Mord zwischen den Zeilen«
Roman von Teresa Nagengast, ISBN 978-3-96050-156-5

»Barackenkinder«
Roman nach einer wahren Begebenheit
Von Marion Schinhofen, ISBN 978-3-96050-158-9

»Blowing Across«
Science-Fiction von Christine Keller, ISBN 978-3-96050-154-1

»Das Spanische Schwert«
Kriminalroman mit historischem Bezug
Von Neal Skye & Cherry Loster, ISBN 978-3-96050-147-3

»Ein Stück Süden für Dich«
Roman von Sigrid Wohlgemuth, ISBN 978-3-96050-150-3

»Jagdbare Tiere«
Mystery-Thriller von Ronja Potstawa, ISBN 978-3-96050-145-9

»Auf leeren Seiten«
Mystery-Thriller von Melanie Bottke, ISBN 978-3-96050-143-5

»Yoga, Chaos und ein Mörder«
Kriminalroman von Kathrin Hölzle, ISBN 978-3-96050-141-1

»Für eine Stunde«
Thriller von Perry Payne, ISBN 978-3-96050-130-5

»Übelst – Eine schräge Komödie«
Roman von Andreas. A. Reichelt, ISBN 978-3-96050-139-8

»Das Labyrinth des Narren«
Roman von Peter Dumat, ISBN 978-3-96050-095-7

Biografien

»Elisabeth Amandi. Die Biografie – Kreativität macht glücklich«
Von Yngra Wieland, ISBN 978-3-96050-123-7

Kinder- und Jugendbücher

»Acello und das verborgene Reich der Magie«
Band 4 der »Acello«-Reihe
Von Mirjam Wyser, ISBN 978-3-96050-162-6

»Die Kristallkinder und das fliegende Auto«
Band 3 der »Kristallkinder«-Reihe
Von Mirjam Wyser, ISBN 978-3-96050-166-4